J'ARRÊTE DE RÂLER SUR MES ENFANTS {ET MON CONJOINT}

Groupe Eyrolles
61, bd Saint-Germain
75240 Paris Cedex 05

www.editions-eyrolles.com

La collection « J'arrête de… » est dirigée par Anne Ghesquière, fondatrice du magazine FemininBio.com, pour mieux vivre sa vie !

Toutes les illustrations originales sont de Lili La Baleine

Avec la collaboration de Valérie Mauriac-Saulière

Dans la même collection :
Christine Lewicki, *J'arrête de râler*
Patrick Amar, Silvia André, *J'arrête de stresser*

ISBN : 978-2-212-55611-7

Christine Lewicki
Florence Leroy

J'ARRÊTE DE RÂLER SUR MES ENFANTS {ET MON CONJOINT}

21 jours pour changer

Sixième tirage 2014

EYROLLES

Nous dédions ce livre
à Armelle, notre maman, qui nous a transmis le sens de l'écoute
et Étienne, notre papa, qui nous as transmis l'audace d'entreprendre.

Ainsi qu'à Philippe et Guillaume, nos maris, pour leur soutien et leur amour.

Et à Anna, Alice et Domitille, Sidonie, Hippolyte, Capucine et Margaux,
nos enfants, qui nous montrent le chemin de la parentalité.

Sommaire

Introduction

En tant que parents, nous avons tous nos moments de crise, de découragement, de ras-le-bol. Nous nous retrouvons à préparer le dîner, fatigués par notre journée, en s'inquiétant pour notre adolescent qui est en pleine crise, en aidant le cadet avec ses devoirs, tout en gérant le petit dernier qui pleure car il veut qu'on lui lise une histoire « tout de suite ». Parfois, c'est vraiment « dur dur » de garder son calme !

Le jour où notre enfant naît, nous devenons parents, et bien souvent nous n'avons aucune idée de ce qui nous attend. Nous devenons parents sans aucune préparation ni formation. D'ailleurs, être parent, cela ne s'apprend pas. Il n'existe pas de mode d'emploi. Chaque parent est unique, chaque enfant est unique. Chaque relation parent/enfant est unique, et ce n'est finalement que sur le tas que nous pouvons ajuster notre relation pour réussir à vivre ensemble au mieux.

Nous avions imaginé une vie de famille faite de paix, de coopération et de bonne humeur. Mais soyons francs, parfois notre vie de famille ressemble plutôt à un champ de bataille. Nous n'avions pas anticipé les difficultés, nous n'avions pas imaginé les résistances de nos enfants. Cela est frustrant et contrariant. Nous sommes comme sous le choc, avec l'impression de subir cet état de fait, alors nous râlons après nos enfants et après notre entourage. Tout cela crée des frictions, et l'on se retrouve à être le parent – et le conjoint – que l'on ne souhaitait justement pas être.

Ce livre a pour but d'apporter plus de bienveillance dans les familles : plus de bienveillance des parents envers leurs enfants, et plus de bienveillance des parents envers eux-mêmes. Arrêter de râler pour mettre plus de légèreté dans la relation, plus de plaisir à être ensemble, c'est le véritable challenge que nous vous proposons.

Ce livre est la suite du premier *J'arrête de râler*, et se concentre cette fois-ci tout particulièrement sur les râleries en famille. Moi, Christine, j'ai voulu l'écrire car les valeurs familiales sont profondément ancrées dans ma vie. Issue d'une famille de cinq enfants, et de plus de cent cousins, je suis moi-même maman de trois enfants. Je sais à quel point la famille peut être en même temps source de richesses et de challenges. Je sais à quel point la famille peut être un terrain de joie et de douceur, mais aussi un terrain de frustrations et de conflits. C'est d'ailleurs en grande partie à partir de ce constat que je me suis lancée en 2010 le challenge d'arrêter de râler pendant 21 jours consécutifs, pour me sevrer de cette mauvaise habitude qui gâchait mon quotidien.

Dès le début de ce projet, il a été clair que ce présent ouvrage ne serait pas une simple déclinaison du premier *J'arrête de râler*. J'ai voulu apporter une vraie valeur ajoutée à mes nombreux lecteurs qui me font confiance, et pour cela, j'ai choisi de m'entourer d'une experte chevronnée en parentalité et communication familiale car être maman de trois enfants ne suffisait pas pour m'autoriser à écrire un livre sur la famille !

Très vite ce fut une évidence de proposer à Florence Leroy d'écrire ce livre avec moi. En plus d'être conseillère conjugale et familiale, Florence anime depuis quatre ans des ateliers de communication en famille (Faber et Mazlish) et des groupes de parole pour parents. Elle est elle-même maman de quatre enfants (à nous deux, cela fait sept enfants de 6 à 15 ans !). Pour tout vous dire, Florence est aussi ma sœur aînée. Rien de tel qu'un projet familial pour écrire un livre sur la famille ! Je suis ravie de vous la présenter.

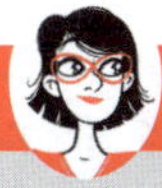

Témoignage de Florence

« Je suis une des sœurs de Christine, et je suis maman de quatre enfants, et c'est d'abord parce que je suis maman que je suis devenue experte en communication familiale ! Lorsque j'ai choisi de quitter mon job de cadre sup dans une grande boîte et de consacrer mon temps à l'éducation de mes enfants, j'étais pleine d'enthousiasme, pleine d'idées sur mon rôle de parent, pleine de principes plus ou moins réfléchis. Et lorsque mes deux aînés ont eu 3 ans et 1 an, j'ai cru devenir folle...

Je voulais leur transmettre mes valeurs, les initier à la vie, j'étais pleine de bonne volonté pour bien faire. Mais au bout de quelque temps, il a bien fallu que je regarde la réalité en face. Ma vie de famille ne ressemblait en rien à l'idée harmonieuse que je m'en étais faite. En réalité, il y avait d'un côté moi et mes principes, et de l'autre mes enfants complètement hermétiques à mes demandes. Alors, je me suis mise à lire des livres, des magazines, je suis allée écouter des conférences, j'ai participé à des groupes de parents, j'ai suivi des journées de formation sur la communication. De fil en aiguille, je me suis passionnée pour le sujet car ma vie de famille commençait à se transformer. Alors je me suis formée à l'animation de groupes de parents, et au conseil conjugal et familial.

Bref, je connais beaucoup de choses sur « comment communiquer avec mes enfants ». Et quand Christine a écrit son premier livre *J'arrête de râler*, je ne me suis pas sentie vraiment concernée par la question. En revanche, quand elle m'a proposé d'écrire à deux *J'arrête de râler sur mes enfants {et mon conjoint}*, je me suis sentie fière d'un tel honneur.

Rejoindre ce beau projet était enthousiasmant ! J'ai alors réalisé que j'allais être "obligée" de faire le challenge d'arrêter de râler pendant 21 jours consécutifs ! En effet, comment écrire sur le sujet sans passer par l'expérience ? Alors, plutôt que de voir cela comme une contrainte, j'ai choisi de le vivre comme une formidable opportunité, et de récolter moi aussi les fruits de cette fantastique aventure. Ce sont ces fruits que je vous livre dans cet ouvrage afin de partager ensemble cette expérience inédite. »

Ce livre a été écrit en trois parties :

- Dans la première partie, nous avons listé toutes les situations où nous constatons que nous râlons, car nous pensons que la seule solution est de râler. Ce sont toutes ces situations où nous nous sentons démunis et coincés. L'idée n'est pas bien sûr de dresser un portrait déprimant de notre rôle de parents, mais plutôt de prendre le temps de faire un bilan, un état des lieux de la situation (des dégâts ?) pour pouvoir commencer les travaux d'amélioration. L'idée est donc dans un premier temps de commencer par identifier clairement où nous en sommes, pour pouvoir ensuite choisir où nous voulons aller (ce qui fera l'objet de la suite du livre).
- Dans la deuxième partie de ce livre, nous vous présentons d'abord le challenge d'arrêter de râler pendant 21 jours consécutifs. Puis nous vous livrons les leçons de vie les plus déterminantes que nous avons pu tirer de ce challenge, et qui ont véritablement et durablement transformé notre vie familiale.
- La troisième partie est la partie la plus pratique de ce livre. En effet, nous avons voulu vous donner pas moins de vingt et un et quelques trucs (impossible de n'en garder que vingt et un !) pour arrêter de râler définitivement en famille. Toutes ces idées pratico-pratiques

que nous avons nous-mêmes expérimentées, nous vous invitons à les découvrir, mais surtout à les vivre.

Dans ce livre, nous avons choisi d'utiliser une voix commune grâce au « nous ». Si, dans certains passages, nous avons voulu nous exprimer plus personnellement, nous employons alors le « je », en précisant qui, de l'une ou de l'autre, prend la parole.

De plus, afin de ne pas alourdir le texte, nous ne préciserons pas à chaque fois que les situations décrites au féminin concernent également le masculin, et vice versa.

De nombreux témoignages de parents ordinaires qui, comme nous et comme vous, essaient de créer une vie de famille extraordinaire, une action imparfaite à la fois, émaillent le texte. Lecteurs du livre *J'arrête de râler* ou du blog www.jarretederaler.com, nous les remercions du fond du cœur, car ils ont accepté de témoigner pour apporter encore plus de richesse à cet ouvrage, que nous avons voulu concret et proche de la réalité crue de nos vies de famille (certains prénoms ont été modifiés pour éviter la confusion entre les témoignages).

Nous avons écrit ce livre avec nos cœurs, et nous espérons qu'il vous plaira.

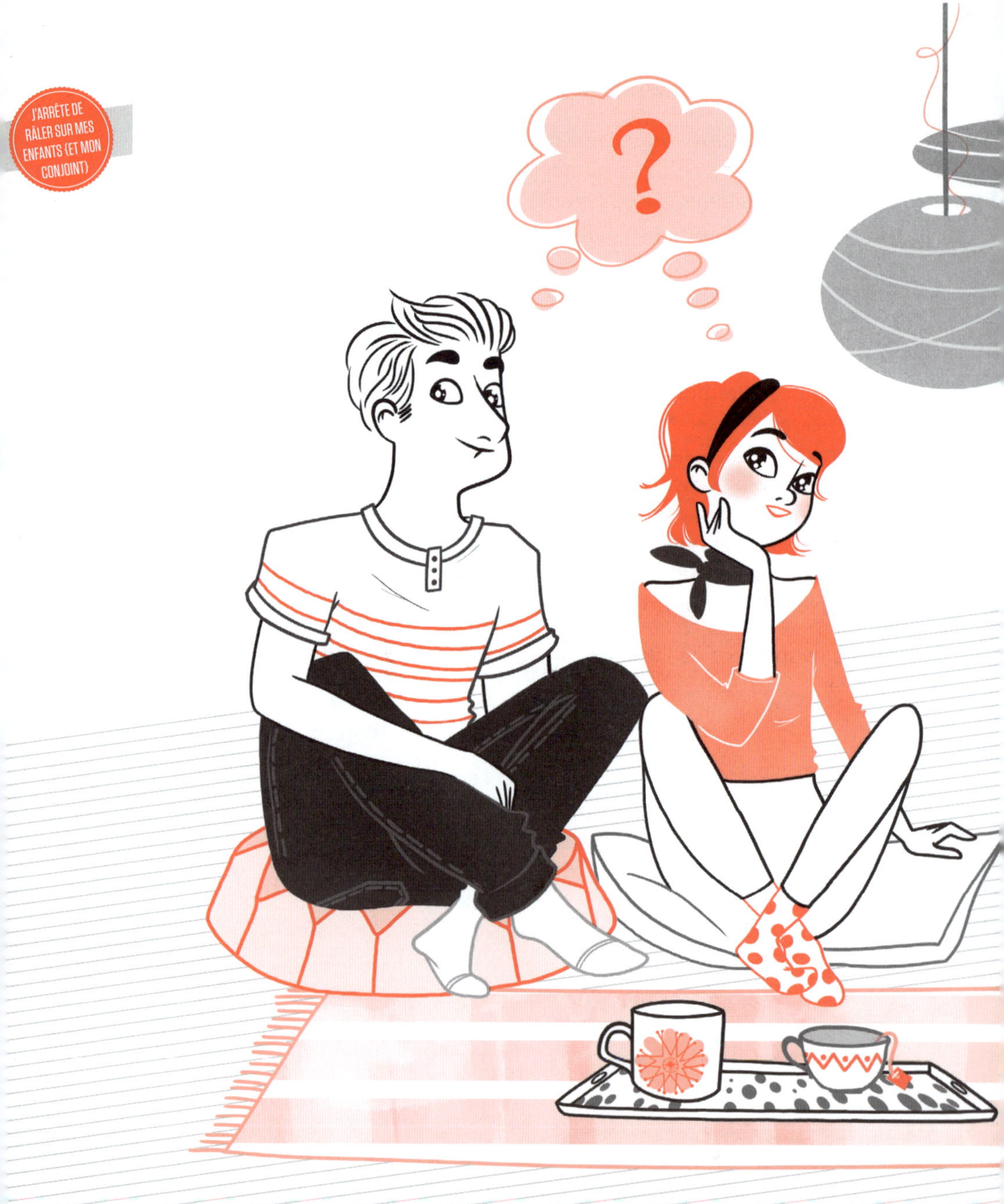
J'ARRÊTE DE RÂLER SUR MES ENFANTS (ET MON CONJOINT)
?

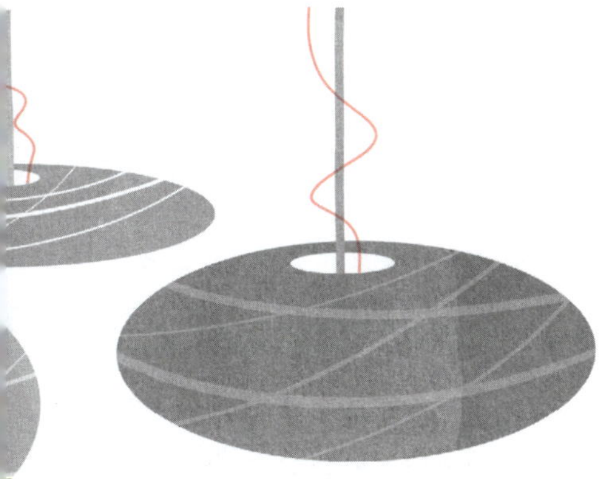

PREMIÈRE PARTIE

Mais au fait, pourquoi je râle ?

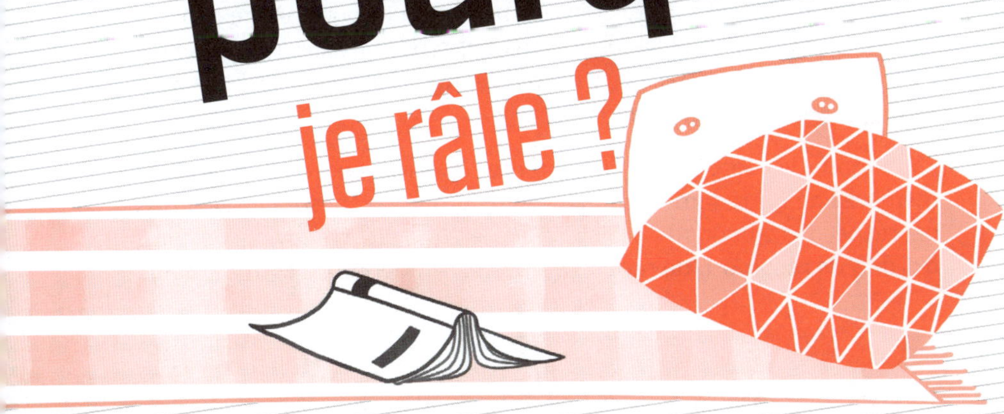

Très souvent, ce sont les autres qui nous font le plus râler ! Ces autres qui soit ne font pas ce qu'on voudrait qu'ils fassent, soit font des choses qui nous agacent, nous énervent ou ne nous conviennent pas. Ah ! si seulement ces autres pouvaient être des marionnettes sur qui nous pourrions compter à tout moment pour faire ce dont nous avons besoin, pour nous soutenir et pour nous aider à vivre cette vie qui est parfois si chargée et fatigante ! Oui, ce serait tellement bien, notre vie serait tellement plus simple.

Et pourtant, ce n'est pas possible car, malheureusement, le monde ne tourne pas autour de nous. Nos objectifs et nos besoins n'ont pas la priorité sur les besoins des autres (y compris ceux de nos enfants). Croire que nous pouvons traverser notre journée sans rencontrer aucune contrariété est une illusion. Croire que les autres vont suivre nos projets sans rechigner, et faire ce dont nous avons besoin quand nous en avons besoin, serait ignorer le fait que ces autres ont, eux aussi, des plans, des projets et des intentions. On pourrait croire que leurs plans sont moins importants que les nôtres, mais pourtant ce sont les leurs et ils sont bien là. Nous devons apprendre à naviguer à travers cette réalité pour satisfaire nos besoins et nous créer une vie heureuse, sans ignorer celle des autres.

La notion de besoin est importante à comprendre. Chacun des membres de notre famille a des besoins profonds : besoin de sécurité, de respect, d'amour, de plaisir, d'expression, de créativité, de jeux, d'ordre, de réconfort, de repos, de liberté, d'intégrité, de considération, d'appartenance, etc. Souvent, tous les besoins des membres de notre famille se télescopent ! Et quand ces besoins ne sont pas satisfaits, nous vivons des frustrations et nous allons mettre en place des stratégies (pas toujours efficaces) pour les satisfaire. Bien souvent, notre stratégie sera de laisser nos frustrations se transformer en râleries sur les choses qui ne se déroulent pas comme nous voudrions. Nous râlons sur l'instant, par automatisme, mais derrière nos râleries se cache un besoin plus profond qui demande à être entendu. Ce qui est important avec ce challenge, c'est de reprendre le contrôle et de commencer à réellement choisir la réponse que nous voulons apporter à nos frustrations, pour pouvoir prendre soin de nos besoins et de ceux des autres.

> « Comme tout le monde, les parents ont leurs besoins, leurs désirs et leur vie, à l'instar des enfants. Pourtant trop souvent, sur des détails comme pour l'essentiel, les besoins des parents peuvent être tout à fait différents de ceux des enfants. Ces besoins, tous valides et importants, diffèrent simplement et sont parfois en conflit. L'affrontement des besoins peut déboucher sur un conflit de volontés, et c'est à qui imposera son point de vue, surtout si les parents sont stressés ou épuisés. (...) Tâchons de trouver une solution pour que tout le monde obtienne un peu de ce dont il a le plus besoin. »

Myla et Jon Kabat-Zinn,
***À chaque jour ses prodiges*,**
Arènes Éditions, 2012 (p. 41)

Quand nous considérons les personnes qui nous font le plus râler dans notre vie, nous constatons que ce sont souvent des proches, qui interviennent dans les deux domaines les plus importants de notre vie, à savoir notre travail et notre famille. Avez-vous remarqué combien les inconnus nous font souvent moins râler ? Ou en tout cas, s'ils nous agacent, nous arrivons à lâcher prise plus facilement. Ils passent leur chemin et nous pouvons tourner la page.

Prenons un exemple : j'arrive dans un troquet juste avant midi pour prendre un café en terrasse, et le serveur refuse de me servir car il veut garder les places pour les déjeuners. Je suis déçue, j'ai peut-être envie de râler, mais, dans le fond, ce n'est pas bien grave et cela ne vaut pas le coup de s'énerver. Je passe mon chemin et je trouve un autre café où m'installer.

Pourquoi est-ce différent avec les membres de notre famille ? Pourquoi nous font-ils plus râler que des personnes avec qui nous n'avons aucune attache ? Eh bien justement parce que c'est avec les membres de notre famille que nous avons le plus d'idéaux, de rêves, de valeurs… Et quand les choses ne se passent pas comme nous le souhaitons, nous sommes vraiment atteints et touchés (bien plus intimement que lorsque le serveur ne veut pas de nous en terrasse !).

Nous voulons une maison qui soit un havre de paix. Nous voulons un espace ordonné et agréable. Nous voulons des repas partagés dans la joie et la bonne humeur. Nous voulons une vie de couple amoureuse. Nous voulons une relation de bienveillance et de respect avec chacun de nos enfants. Nous voulons de la collaboration, de la simplicité, des moments de qualité, des menus équilibrés et des paniers à linge correctement rangés…

Nous avons plein de souhaits et de désirs profonds, mais nous avons aussi plusieurs personnes sous notre toit ! Nos enfants et notre conjoint sont les personnes qui interfèrent le plus dans nos plans, nos projets et nos routines. Ce sont eux aussi qui viennent parfois compromettre nos projets les plus chers. Et comme à chaque fois que quelqu'un de proche va à l'encontre de notre fantasme de vie familiale, nous nous sentons touchés en plein cœur. Nous avons une impression d'échec, et nous perdons espoir au point de nourrir parfois de la rancune. Et à force de cumuler cette rancœur, nous sommes de plus en plus susceptibles, au point que le fait de voir traîner une simple paire de chaussettes puisse entraîner une réaction disproportionnée car la chaussette devient le symbole de la remise en question de notre projet de vie !

CHAPITRE 1

Pourquoi je râle sur mes enfants ?

C'est vrai, nos enfants ont tendance à nous faire râler, et cela ne veut pas dire pour autant que nous ne les aimons pas du fond du cœur. C'est justement parce qu'ils comptent énormément à nos yeux qu'ils nous font tellement râler. En effet, nous voulons les aider à grandir et à devenir des adultes responsables et épanouis qui contribuent à la bonne marche de notre monde, mais pour le moment, ce ne sont que des enfants en plein apprentissage, qui essayent, se trompent, oublient, recommencent, et qui se frottent à nous pour apprendre la vie ! C'est parfois agaçant, irritant, dérangeant, et petit à petit la râlerie nous gagne.

Pour écrire ce livre, nous nous sommes posé la question : « Finalement, pourquoi râlons-nous sur nos enfants ? » Parce que si nous voulons arrêter de râler sur nos enfants, prendre le temps de faire un bilan de notre situation est finalement la toute première étape avant d'envisager tout changement !

Vous trouverez justement entre chaque point évoqué une série de questions dans les rubriques intitulées « À vous », qui invitent au changement. Pour ne pas rester sur le constat de nos manquements, nous vous invitons vivement à prendre le temps d'y répondre pour commencer à vous mettre en mouvement.

Je râle quand je suis fatigué(e)

Le manque de sommeil et d'énergie s'immisce dans notre vie par la petite porte, en catimini, au moment même où la cigogne nous dépose notre premier enfant sur le perron ! On passe de l'illusion de pouponner un adorable petit bébé en langes aux couleurs si douces, bleu, rose ou beige, sur fond de berceuses et de comptines enchanteresses, à la dure réalité des nuits saccadées, des pleurs, des yeux rouges et bouffis. Et notre humeur en prend un coup quand les autres ne cessent de nous questionner : « Est-ce qu'il fait ses nuits ? »

Ce manque de sommeil est souvent encore présent quand nos enfants grandissent. Certes, ils ne nous réveillent plus la nuit, mais ils se couchent plus tard, ont besoin d'aide pour leurs devoirs ou encore veulent nous parler en tête-à-tête quand le rythme de la maison s'est enfin calmé. Et ce n'est qu'une fois que tout le monde est couché que nous avons l'impression de pouvoir « enfin » commencer notre propre journée. Alors nous rangeons, nous terminons ce que nous avons commencé sans pouvoir le finir, nous prenons un peu de temps pour nous et peut-être aussi pour notre couple. Nous regardons un film pour « décrocher » et nous détendre. Et du coup, même si le matin même on s'était bien juré de se coucher tôt, on se retrouve à éteindre la lumière après les douze coups de minuit, et parfois même encore plus tard ! Et le lendemain, immanquablement, nous râlons car nous sommes fatigués, tout nous exaspère.

Témoignage de Christine

« Marie est une maman de deux enfants de 2 et 4 ans. Ses enfants ne rentrent pas dans la catégorie des enfants miraculeux qui font leur nuit au bout de quelques semaines, mais plutôt dans la catégorie normale des enfants qui réveillent encore leurs parents. Quand je vois Marie, elle me parle et me dit à quel point elle a du mal dans son rôle de maman. Elle souffre de la

charge de travail que la parentalité exige d'elle, et elle n'arrive pas à suivre toutes les demandes de ses deux garçons. Elle est au bout du rouleau, profondément triste de ne pas réussir à être la maman qu'elle voudrait être. Elle râle, elle crie trop souvent, elle résiste, elle lutte et cela lui fend le cœur.
Quelques mois plus tard, grâce à un travail de coaching qu'elle a osé s'accorder pour "se retrouver" et redonner du sens à sa vie, Marie prend conscience qu'elle doit absolument prendre soin d'elle car, si elle ne le fait pas, personne ne le fera pour elle ! Elle doit apprendre à faire des choix conscients, à dire non, et à faire passer au premier plan les choses essentielles à son bien-être.
Ce qui m'a marquée le plus, c'est la phrase que Marie a utilisée quand je l'ai revue six mois plus tard, en pleine forme, disponible et dans la joie de son rôle de maman. Elle m'a dit : "Pour arrêter de râler avec mes enfants, j'ai commencé par dormir !"
En effet, il faut dire et redire aux parents que c'est une illusion de croire qu'on n'a pas de vie si on ne se couche pas tard. En fait, c'est tout le contraire, c'est quand on se couche tard qu'on n'a pas de vie, justement ! »

À vous !

Est-ce que je connais mes zones de fatigue ?
Quels sont les moments de la journée où je suis plus opérationnel, ou au contraire plus fatigué ?
Est-ce que je vis, moi aussi, avec cette croyance que ma journée commence quand les enfants sont couchés ?

Suis-je prêt à continuer à élever mes enfants dans cet état de fatigue avancé ?
Qu'est-ce que je peux déjà changer à partir de demain ?

....

....

....

Je râle quand je me sens débordé(e)

Prenez n'importe quel magazine dans la salle d'attente de votre médecin et vous y verrez de beaux enfants bien habillés, des maisons bien rangées et des chambres joliment agencées qui vous font rêver ! Vous verrez aussi des familles qui partagent leur repas en toute sérénité !

Chez nous, c'est bien différent : on se lève et, dès le matin, la chambre des enfants est en bazar (la nôtre aussi !), il y a des jeux plein le salon, une pile de courrier urgent qui traîne dans un coin de la salle à manger. La journée est à peine commencée que c'est déjà la course après le temps qui passe trop vite : « Alleeeez, dépêchez-vous, on va encore être en retard... ; nooon, je n'ai pas le temps... »

Nous devons gérer nos multiples responsabilités professionnelles et familiales : les dossiers, les enfants, les repas, toutes les choses à réparer dans la maison, le panier à linge qui ne désemplit pas, les chaussettes dépareillées, le lait renversé au petit-déjeuner, la maison qui se salit à peine nettoyée, les demandes d'aide pour la kermesse de l'école, sans oublier toutes les personnes qui nous sont chères et avec qui nous avons envie de rester en lien...

Nous sommes débordés et nous nous sentons parfois comme un hamster dans sa roue : dans une course infernale et sans fin ! Nous courons après notre *to do list* tout en sachant qu'elle ne sera jamais bouclée ! Alors nous râlons encore, nous résistons, car nous voudrions pouvoir ralentir et arrêter cette course infernale. Nous faisons des efforts pour garder le cap, maintenir un certain équilibre, garantir le bien-être de tous, mais il semble que ce ne soit jamais suffisant, car il faut bien le reconnaître, le chaos est toujours bien présent. Alors à quoi bon ?

ON NOUS A DIT

« Quand je rentre du boulot, je n'ai pas encore eu le temps de décompresser et j'ai encore dans ma tête mon travail, mes projets professionnels. Quand j'ouvre la porte de chez moi, je ne sais pas ce qui m'attend derrière. Parfois tout le monde me saute dessus, c'est le plein feu à la maison. Les devoirs ne sont pas finis, le repas n'est pas prêt, la maison est en bazar, et il me semble entendre des cris de bagarre à l'autre bout de la maison. Les contraintes me tombent dessus. Avant d'avoir posé mes affaires, je me sens découragé, et je me dis : "Il va falloir que je m'y colle et que je ramène un peu d'ordre dans ce foutoir." Je me sens déjà d'humeur belliqueuse. »

Étienne

« Quand je fais le point sur ce que j'aimerais faire pour avancer chez moi, je me sens submergée par l'étendue de ce qu'il y a à faire (jardinage, ménage, linge, papiers, etc.). Je me sens irritée, contrariée et, lorsqu'un enfant arrive avec une demande ou que je constate qu'il a fait une erreur ou oublié quelque chose d'important, mon réflexe est de grogner et d'exprimer ma frustration. »

Lætitia

À vous !

Ai-je parfois l'impression de me trouver du petit côté de l'entonnoir ?
Ai-je parfois l'impression que tout arrive en même temps ?
Qu'ai-je réussi à faire, ou qu'aurais-je aimé réussir à faire, pour commencer à me sentir moins débordé ?

Je râle quand je suis désemparé(e)

Avez-vous remarqué à quel point nos enfants ont le don de nous donner le tournis ! Nous nous donnons corps et âme pour eux, et parfois nous avons l'impression que ce n'est pas encore assez. Nous prenons le temps de préparer une sortie spéciale, ou des vacances de rêve, tout le monde se réjouit, et le jour J, ils font la moue parce qu'ils s'ennuient. Nous prenons le temps de faire un jeu avec eux, et quelques heures plus tard, quand nous lisons nos e-mails, ils nous balancent un : « T'es tout le temps sur ton ordi ! » Nous leur achetons un petit cadeau sur le marché au bord de la mer, et le lendemain nous avons droit à des hurlements dans les allées du même marché car, c'est vraiment trop injuste, nous ne voulons jamais rien leur offrir ! Nous avons l'impression que leur réservoir n'est jamais plein, et qu'il faut toujours leur donner plus.

Alors nous nous retrouvons souvent désemparés car nous ne savons pas comment faire autrement. Et nous avons surtout l'impression que nous sommes les seuls, nous parents, à faire des efforts.

ON NOUS A DIT

« Je râle quand je ne me sens pas reconnue et remerciée pour les efforts, le travail que je fais : prendre soin des repas, du rangement, faire les conduites, organiser les anniversaires… »

Rose-Marie

Nous sommes aussi désemparés quand nous ne nous sentons pas entendus. Quand, par exemple, nous demandons à nos enfants de mettre la table, de ranger leur chambre, de venir dîner et qu'ils semblent ne pas nous écouter. Nous parlons dans le vide, leur non-réaction nous donne l'impression d'être invisibles.

ON NOUS A DIT

« Quand j'ai rangé la maison le matin et que je rentre après une journée de boulot pour constater que tout est à refaire, je râle ! Lorsque je découvre un tas de linge sale planqué depuis des mois, le bazar après un bricolage ou un atelier cuisine, je hurle sur mes enfants et sur leur je-m'en-foutisme. »

Sabine

Témoignage de Florence

« Ce qui me fait râler, ce sont tous ces petits grains de sable dans mon organisation dus à la "non-organisation" de mes enfants. Je râle quand je découvre le dimanche soir que les devoirs ne sont pas faits, je râle quand mon ado me donne, *via*

SMS, ordres et contre-ordres (merci de venir me chercher à midi/En fait, c'est pas la peine, je rentre avec ma copine/En fait, sa mère ne peut pas me ramener, peux-tu venir… tout de suite !). Je râle quand il faut chercher au moment de partir la carte de cantine, le livre de la bibliothèque, le sac de piscine. Et je crois que ce qui me fait le plus râler, c'est quand ils rechignent à rendre service, à contribuer à la vie de famille, et qu'ils me disent : "Oui, mais moi j'ai déjà vidé le lave-vaisselle hier et mon frère il n'a rien fait aujourd'hui." Je trouve cela injuste au vu de tout ce que je fais, moi, pour eux. »

Les conflits dans la fratrie sont une autre grande source de désarroi. C'est tellement difficile de comprendre comment nos enfants peuvent rester coincés dans des batailles de pouvoir qui nous dépassent. Nous sommes désemparés car nous préférerions tellement qu'ils se respectent et se soutiennent. Franchement, ça nous fend le cœur de les voir se crêper le chignon. Nous aimerions tellement pouvoir être témoin de plus d'harmonie entre les personnes qui comptent le plus à nos yeux. Car finalement, au-delà des chamailleries passagères, c'est notre projet de vie familiale qui est remis en question, et cela nous rend tristes.

Alors, dans ces moments-là, nous perdons un peu les pédales, nous râlons en disant des choses que nous ne pensons pas. Nous utilisons des mots forts, nous exagérons pour exprimer notre désarroi, et du coup nous ne nous rendons plus compte de ce que nous disons. Certains propos, sortis de leur contexte, paraissent abominables (c'est même dur de les voir écrits dans ce livre), et pourtant nous devons bien admettre que cela nous est arrivé un jour de lâcher :

- « Vous allez me tuer ! » ;
- « Je vais vous noyer si vous continuez ! » (à la plage, quand on aimerait tellement que nos enfants jouent tranquillement sans se chamailler et nous laissent nous détendre, c'est les vacances tout de même !) ;

- « Je vous les donne si vous voulez ! » (à une passante qui trouve que nos enfants sont si mignons).

Évidemment, nous ne pensons absolument pas ce que nous disons dans ces moments-là. Et bien évidemment nous ne pensons pas un seul instant à donner ou noyer nos enfants. Et pourtant, nous le disons car c'est notre manière d'exprimer notre désarroi. Nous dramatisons les situations car nous sommes à bout.

ON NOUS A DIT

« Je râle sur mes enfants surtout quand je ne suis pas écoutée et entendue par eux. Quand je dois répéter, hausser le ton, taper des pieds, chuchoter, être douce et bienveillante (dans le désordre !), bref quand j'essaye de trouver des combines pour être écoutée et que cela ne marche pas. Là, je rââââle ! Soit je me sens juste dans mes demandes et ma manière de faire, et je râle contre eux et le monde entier car je me sens victime ; soit j'ai conscience que je ne suis pas claire dans mes demandes, et alors je râle contre moi et je me trouve nulle. »

Corinne

À vous !

À quels signes puis-je reconnaître que je suis ou que je vais bientôt rentrer dans cette zone de désarroi ? Quand j'ai envie de baisser les bras, de « taper » sur tout le monde... ?

Qu'est-ce que je pourrais faire autrement pour poser ma limite plus tôt, calmement mais fermement, pour éviter que la pression ne monte à ce point (car franchement, c'est trop douloureux pour tout le monde) ?

....

....

....

Je râle quand mon idéal de vie n'est pas satisfait

Souvenons-nous de cette belle époque où nous sommes tombés amoureux. Nous avions décidé de vivre ensemble et d'avoir un enfant (ou des enfants). Nous avions des rêves et des projets plein les yeux et plein le cœur. Nous étions à l'orée de notre carrière et nous nous projetions avec nos enfants, nos amis, notre travail, notre maison (et un chien, pourquoi pas !). L'avenir était devant nous et rien ne pouvait nous arrêter. Nous allions être deux et, ensemble, nous savions que nous pourrions tout surmonter.

Quelques années plus tard, entre les couches, les courses et les pleurs, nous nous posons parfois la question : « Est-ce que c'est vraiment la vie que j'ai choisie, et ne suis-je pas en train de passer à côté de quelque chose ? »

Témoignage de Christine

« Des kilos en trop et un quotidien pas toujours très "sexy", je ne me sentais pas la femme que je voulais être. Ma maison ne ressemblait en rien, mais vraiment en rien, aux images parfaites du catalogue Ikea® ou AM.PM®. Quand je travaillais, je culpabilisais de ne pas être avec mes enfants, et quand je ne travaillais pas, je m'inquiétais de voir ma carrière stagner. Mes enfants ayant le don de me provoquer, je me posais des questions sur ma capacité à être un bon parent et je m'inquiétais de ma capacité à bien les élever. »

Au commencement, nous avons cet idéal d'une vie familiale pleine de joie et d'un équilibre de vie source d'épanouissement. Nous rêvons d'une vie de couple harmonieuse et sensuelle. Mais au fil des années, nous avons l'impression de ne pas réussir à être le parent ni le conjoint que nous voudrions être. Nous sommes coincés dans toutes nos contraintes, et nous passons à côté des bons moments à vivre en famille.

Témoignage de Christine

« Quand j'étais enfant, je voyais ma maman travailler dans la maison, laver le linge, faire les repas, faire les courses, repasser (tout cela après son travail au bureau dans la journée). Moi, tout ce que j'avais à faire, c'était de mettre la table, de vider le lave-vaisselle, de ranger ma chambre et de monter mon linge. J'avais bien quelques tâches à accomplir pour aider, mais je me souviens très bien, vers l'âge de 13 ans, m'être dit : "Moi, je ne ferai pas tout dans la maison quand je serai grande, mes enfants devront largement participer et non pas seulement m'aider, car je refuse que l'entière responsabilité du foyer repose sur mes épaules." J'avais conscience de toute la charge de travail de ma maman, ce qui ne m'empêchait pas de continuer à la laisser me servir ! C.Q.F.D. Je m'imaginais plus tard avec des enfants qui font le pain, savent cuisiner, font la lessive...

Vingt ans plus tard, je me suis retrouvée à devoir me confronter à la réalité des choses. Mon idéal de vie familiale où les enfants collaborent, font le ménage, repassent, rangent et font la cuisine était bien plus dur à mettre en œuvre que je ne le pensais. Le constat étant que, parfois, c'était plus simple de faire moi-même que d'obtenir que mes enfants participent. Et, au final, c'est souvent ce décalage entre mon idéal de vie et la réalité qui me fait vraiment râler, plus que le fait de devoir mettre une machine en route ! »

À vous !

Je prends le temps d'observer mes râleries et de me demander si je râle vraiment sur les tâches à faire ou plutôt, dans le fond, sur le fait que mon rêve de vie idéale ne se réalise pas.

Je prends le temps d'écrire ici mon idéal de vie de famille.

Allez-y, lâchez-vous ! Osez décrire ici votre vie de famille comme vous la rêvez, même si cela vous semble complètement irréaliste !
Faites-le avec une énergie de rêve et non pas une énergie de rancœur. Ça fait tellement de bien de pouvoir rêver !

Je râle quand je cherche à me conformer socialement

Avez-vous remarqué comment parfois nous réussissons parfaitement à gérer une crise à la maison, alors qu'en présence d'autres individus (des amis, des passants...), nous nous énervons très vite ?

En public, nous nous mettons la pression parce que nous voulons que notre enfant « se tienne bien » (c'est ce que la société attend d'un enfant bien élevé). Car si notre enfant se tient mal, c'est donc que nous ne sommes pas un bon parent. Alors, sous le regard des autres, nous craignons le jugement, nous perdons pied et nous ne gérons pas la situation comme nous le voudrions, mais plutôt comme nous pensons que les autres attendent que nous la gérions. Sous la pression sociale, nous nous déconnectons du parent bienveillant qui est en nous.

Avez-vous remarqué comme parfois il y a des comportements de nos enfants que nous ne tolérons pas, non pas parce qu'ils nous dérangent vraiment, mais plutôt parce que nous pensons que ce n'est pas acceptable en société ? Nous râlons parce que nos enfants ne se conforment pas aux normes sociales établies, mais nous n'avons souvent même pas pris le temps de définir si cette norme sociale était importante pour nous.

Observons ces exemples : nous râlons après notre enfant qui part à l'école avec un pantalon sale. Mais peut-être qu'au fond, pour nous, ce n'est pas si important d'avoir un pantalon propre ? Ou bien nous râlons parce que notre enfant est encore en pyjama au moment de partir faire les courses. Mais finalement, peut-être que cela nous est égal de l'emmener en pyjama au supermarché (certains d'entre vous feront sûrement la grimace en lisant cela !) ? Ou encore, nous râlons parce que notre enfant gigote pendant le repas. Mais peut-être que cela nous conviendrait davantage de le laisser faire une pause pendant que les adultes mangent le fromage tranquillement ?

En fait, nous râlons souvent après nos enfants car nous ressentons le regard des autres, et nous nous mettons la pression. Nous avons l'impression d'être observés et nous devons nous conformer au rôle du parent « qui sait gérer » pour pouvoir garder la tête haute. Nous nous sentons épiés, alors nous levons le ton, nous exagérons nos propos pour montrer notre puissance parentale. Nous râlons aussi pour recevoir un peu de compassion de ces autres parents qui observent et qui peuvent « comprendre » ce que nous sommes en train de vivre.

Ce regard des autres peut aussi nous faire douter de nos choix éducatifs. En effet si les autres font autrement, peut-être que je me trompe ? Cela me met mal à l'aise, alors je râle.

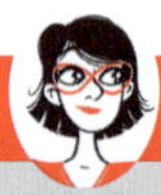

Témoignage de Florence

« Avec mon conjoint, nous souhaitons que nos enfants aient un accès modéré aux écrans en tout genre. Nous voulons que leur nourriture intellectuelle ne provienne pas que du virtuel. Pourtant, quand notre fils de douze ans me réclame des jeux d'action (trop violents à mon goût), et qu'il m'informe que les parents de ses amis acceptent ce type de jeux chez eux, je doute. Je me demande si je suis à côté de la plaque et si je ne devrais pas m'adapter à l'évolution de la société. Et comme je doute, je suis mal à l'aise. Alors, quand il revient à la charge, je râle sur lui. »

À vous !

Réfléchissez et essayez de vous souvenir d'une situation où la crainte du regard de l'autre vous a empêché d'être authentique. Qu'auriez-vous aimé faire à ce moment-là pour être le parent que vous aimez être ?

Avant de passer à l'étape suivante, peut-être qu'il existe encore d'autres causes de râleries sur nos enfants que nous n'avons pas nommées, ou que vous auriez formulées autrement. Ainsi, pour être sûr de dresser un bilan le plus exhaustif possible, n'hésitez pas à les lister et les décrire à votre guise !

CHAPITRE 2
Pourquoi je râle sur mon conjoint ?

Oui, nous râlons après nos enfants, nous venons d'en voir les raisons. Et si le fait de partager la vie de nos enfants vient nous bousculer dans nos besoins personnels (voir p. 09), le fait d'être parents vient aussi perturber notre relation conjugale.

Apprendre à vivre à deux a déjà été tout un apprentissage : nous avons d'abord vécu une période de fusion, période où toute la vie tourne autour de celui ou de celle que nous aimons, et où l'être aimé semble parfait. Puis nous avons traversé la période dite de différenciation (certains l'appellent de désillusion !), avec les difficultés de la cohabitation, le partage du quotidien et toutes les responsabilités à assumer. Et c'est alors que nous sommes redescendus de notre petit nuage pour nous confronter à la réalité : alors qu'au début tout semblait rose et facile, nous avons commencé à découvrir peu à peu nos différences, à réaliser que l'autre n'est pas l'être parfait et idéal que nous avions imaginé. Et les occasions de râler se sont faites progressivement de plus en plus nombreuses.

Les choses se compliquent aussi quand le couple se sépare et que la relation de parents doit être préservée malgré l'absence de vie affective. Nous devons gérer alors une logistique d'enfer : nous avons besoin de coordonner nos agendas, nos finances, nos multiples contraintes quotidiennes, mais aussi nos projets de vie et d'éducation qui ne vont plus forcément dans le même sens. Il n'y a plus de place pour les imprévus et les changements de dernière minute, qui deviennent difficiles à accepter lorsqu'on ne partage plus le même quotidien. Nous manquons souvent alors de compassion et d'empathie pour l'autre qui nous a sans doute blessés dans le passé, et avec qui nous n'avons plus forcément envie de faire beaucoup de compromis.

On peut imaginer qu'être parent solo (que ce soit par choix délibéré ou non) est plus simple. Certes, on ne peut pas râler sur l'autre, mais les besoins ne sont pas pour autant satisfaits.

Quand nous avons posé la question, sur la page Facebook de *J'arrête de râler*, « Qu'est-ce qui fait le plus râler quand on est parent séparé ? », une des toutes premières réponses a été : « Moi perso, je râle sur lui pour tellement de choses que je ne sais pas par où commencer... ☺) »

Mais les internautes nous ont également volontiers parlé du manque de soutien dans la logistique (courses, rendez-vous de médecin, renouvellement des passeports, inscriptions aux activités...), de la difficulté à occuper sa place de père quand les enfants vivent chez leur mère, des soucis qui apparaissent quand un parent fait d'une certaine manière et que l'autre souhaite faire autrement (tétine, argent de poche, sorties...), ou encore des soucis financiers à propos des enfants... Nous avons pu lire également : « C'est facile d'être papa quand c'est maman qui fait tout », avec une certaine rancœur liée à l'impression de se sacrifier.

Les parents nous ont dit souffrir du manque de dialogue avec leur ex-conjoint, de la difficulté à rétablir une communication sereine et, finalement, de leur impuissance à devoir gérer les choix de l'autre. Ces parents se sentent souvent bien seuls et éprouvent, face à ces conflits, une vraie tristesse pour leurs enfants.

Nous espérons dans ce livre vous donner quelques clés pour ne plus avoir à subir tout cela.

Dressons donc maintenant un constat sur nos râleries. L'idée n'est pas de faire une liste exhaustive de toutes les choses que nous pourrions reprocher à notre conjoint, l'idée n'est pas non plus d'attendre que l'autre change pour vivre mieux. L'idée est plutôt d'identifier les zones où le risque de râleries est le plus élevé afin de nous mettre en route vers le changement et améliorer durablement la réalité de notre quotidien.

Je râle quand je manque de reconnaissance

En choisissant d'être parents, nous avions bien imaginé qu'élever nos enfants nous demanderait du temps et de l'énergie. C'est d'ailleurs le plus souvent avec entrain que nous accomplissons nos missions de parents : prendre soin des enfants, entretenir la maison, travailler pour loger et nourrir la famille… Pourtant parfois, tout cela nous semble tellement lourd à porter et à gérer ! C'est vrai que faire ensemble le choix d'accueillir un enfant ne nous empêche pas parfois de nous sentir seuls face aux exigences du quotidien.

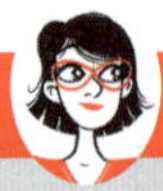

Témoignage de Florence

« Tout ce que je fais semble normal aux yeux des autres, alors que moi j'aurais besoin de reconnaissance, de soutien et d'encouragement. »

Nous aimerions entendre : « c'est chouette d'avoir lavé mon linge » ou « merci pour ce repas » ou encore « cela ne doit pas être toujours facile de partir tous les matins au boulot ». Quand nous contribuons au bien-être de notre famille, nous avons besoin que notre contribution soit reconnue et valorisée. Le manque de reconnaissance peut nous faire croire que tout le monde ignore tout ce que nous faisons pour la famille. Et nous voilà à râler dans notre coin tout en accomplissant les tâches auxquelles, à la base, nous avions décidé d'adhérer !

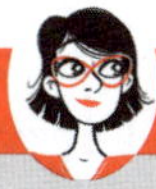

Témoignage de Florence

« Quand nous étions jeunes mariés, je me suis retrouvée à laver le linge de mon mari. Je râlais contre cette situation, car j'avais l'impression d'être sa bonne, même si, étant à la maison, j'avais raisonnablement plus de temps que lui. J'ai râlé jusqu'au moment où j'ai compris que j'avais surtout besoin de reconnaissance pour ce travail. Je pouvais laver ses chemises, à condition de m'être assurée qu'il sache combien c'était pénible pour moi et que, éventuellement, il me remercie pour ce travail. Prendre du recul sur la situation, prendre conscience de mon besoin non satisfait m'a aussi permis de réaliser que, lui aussi, avait besoin d'être valorisé dans le fait qu'il allait bosser tous les jours à l'extérieur de la maison. »

ON NOUS A DIT

« L'organisation du planning des enfants pour les vacances est parfois un véritable casse-tête. Je dois réussir à allier mes contraintes de travail (seulement trois semaines de vacances) avec mes valeurs éducatives. Je pourrais choisir la simplicité et laisser mes enfants tout l'été au centre de loisirs, mais non, je fais le choix d'organiser des journées chez des copains et des petits séjours avec les cousins. Cela implique une planification et une logistique à s'arracher les cheveux ! Mais quand au final je réussis à tout organiser et à tout coordonner pour que mes enfants aient un super été, j'ai vraiment envie que ma performance soit reconnue par mon entourage ! »

Isabelle

En effet, avoir l'impression que les autres ne se rendent pas compte de tout ce que nous avons mis en œuvre pour organiser le quotidien, cela nous fait immanquablement râler !

À vous !

Quelles sont les tâches que j'ai accomplies, pour lesquelles j'aimerais avoir plus de reconnaissance et de remerciements de la part de mon conjoint et de mes enfants (et pourquoi pas de moi-même) ?

....

....

....

Je râle quand j'ai peur d'être enfermé(e) dans un cliché

Avant, les choses étaient plus figées mais plus claires : l'homme au travail, la femme à la maison ; l'homme au jardin et dans sa voiture, la femme à la cuisine et au repassage. Chacun son territoire, et des territoires identiques dans chaque famille !

Aujourd'hui, si les choses ont évolué et changé, les mêmes missions restent toujours à faire : travailler, cuisiner, ranger, etc. Et là aussi, si nous sommes tous à peu près d'accord avec l'idée que participer aux tâches ménagères est nécessaire, ce qui nous fait râler, c'est peut-être la peur d'avoir à endosser le rôle de manière définitive. Si je commence à sortir les poubelles, vais-je toute ma vie devoir le faire ? Si je commence à repasser les chemises de la famille, vais-je me retrouver coincé dans cette fonction toute ma vie ? Et puis, toutes ces tâches n'ont pas la réputation d'être valorisantes, ni vraiment plaisantes. Alors nous râlons car nous avons peur d'être enfermés dans des clichés qui nous collent à la peau malgré nous.

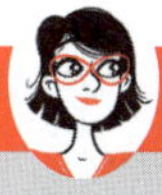

Témoignage de Florence

« Je reviens à mon exemple précédent de chemises. Il y avait bien la crainte de tomber dans le cliché de la femme au foyer et de l'homme au boulot. Je voulais bien laver les chemises "pour l'instant", mais j'avais besoin d'être rassurée sur le fait qu'il n'était pas prévu que je garde ce rôle à vie ! »

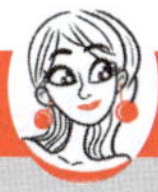

Témoignage de Christine

« C'est amusant, nous avons, mon mari et moi, tous les deux des zones rouges bien identifiées qui ont tout particulièrement tendance à nous donner envie de râler. Moi, je ne supporte pas de me retrouver seule à ranger la cuisine après le dîner, et mon mari fait un blocage sur le cliché de l'homme en charge de sortir les poubelles ! Nous avons pu en parler et nous prenons garde d'éviter de tomber dans ce genre de clichés. Parfois aussi, nous faisons des efforts avec le sourire ! »

On l'a dit, ces tâches ne sont ni plaisantes ni valorisantes, et si, faute de moyens, nous ne pouvons les faire réaliser par une tierce personne, nous sommes bien obligées de les accomplir.

Alors comment réussir à être la personne en charge des courses, du ménage, des petits bricolages, de la sortie des poubelles, sans adopter la posture de la personne acariâtre et aigrie qui râle tout le temps ? Comment réussir à faire tout cela avec grâce ?

Eh bien, il faut réussir à changer de point de vue sur ces tâches, car si elles ne sont pas drôles à faire, elles sont néanmoins utiles à la famille. Ainsi, si nous arrivons tous à faire notre travail ménager avec « honneur », nous parviendrons à mettre de la joie dans notre quotidien.

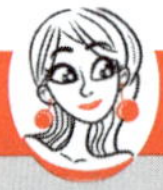

Témoignage de Christine

« En janvier 2012, ma cousine Julie, avec qui j'ai passé mon enfance, est morte d'une « 💣✸☠★♒☠ » de cancer du cerveau. Elle avait 39 ans et trois enfants de moins de 14 ans. Ils n'auront pas la chance de grandir avec leur maman.
Ce décès est douloureux et injuste, et j'ai encore une plaie ouverte dans mon cœur quand je pense à Julie, à ses enfants, à ses frères et sœurs, à ses parents...
Ce décès m'a permis d'apprendre une des plus grandes leçons de ma vie : la gratitude pour mon travail ménager. Alors que mes larmes coulaient encore, je me suis surprise à honorer les tâches qui, avant, pouvaient me donner envie de râler. J'ai pris conscience de la chance que j'avais de pouvoir être là pour passer le balai le soir après le dîner, pour aider mes enfants à étaler le beurre sur leur tartine du petit-déjeuner, pour ranger la maison et procurer à ma famille un lieu relativement ordonné pour être ensemble. »

Notre travail ménager peut nous sembler ingrat, mais il est utile, et nous pouvons rendre grâce d'être en mesure de le faire et d'avoir une famille à élever. Nous pouvons choisir de le faire en conscience, de le rendre drôle, plaisant, et même valorisant.

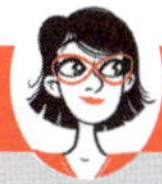

Témoignages de Florence

« Ce matin, avant de partir accompagner les enfants à l'école, je passe un coup d'éponge sur la table. Dans notre famille, nous avons fait le choix de répartir les tâches et normalement, ce matin, ce n'est pas mon tour. Je peux choisir de râler car tout de même ce n'est pas à moi de le faire. Mon enfant qui avait le tour est parti, alors je me retrouve dans une impasse : soit je le fais en râlant ; soit je ne le fais pas, mais je dois vivre toute ma journée avec une table sale. Dans les deux cas, je suis perdante ! Mais je peux aussi choisir de le prendre du bon côté. Et c'est ce que je réussis à faire (petite victoire !). Je me vois alors spontanément faire de grands mouvements exagérés, comme si en plus de passer l'éponge, je faisais des étirements de gym. Tout à coup, la mission "passer l'éponge" devient un jeu qui me fait rire, qui fait rire mes deux plus jeunes filles et qui me fait encore sourire cet après-midi en y repensant. Et ce soir, je n'oublierai pas d'aller voir la personne concernée pour lui rappeler son manquement à la vie de famille ! »

« Un soir, alors que j'épluchais des légumes en écoutant la radio, j'entends une musique sympa et entraînante. Je choisis de monter le son, de prendre une carotte en guise de micro, et de tendre une courgette à ma fille. Et nous voilà parties pour trois minutes de délire rock and roll dans la cuisine. Tout à coup, préparer le repas est devenu plaisant. Et même valorisant, car je me suis sentie fière d'être une mère capable de délirer dans sa cuisine avec sa fille, à 19 heures un soir de semaine, tout en préparant le repas. »

À vous !

Est-ce qu'il m'est déjà arrivé de réussir à changer d'humeur face à la logistique familiale ? Qu'ai-je fait ? Qu'est-ce que je pourrais faire la prochaine fois ?

Qu'est-ce que je pense de l'idée d'« honorer » le travail de la maison et de le faire avec une certaine grâce ? Est-ce que cela me parle ? Si oui, en quoi ?

Écrivez ici votre réponse comme si vous écriviez dans un journal.

....

....

....

Je râle quand je me sens en décalage

Deux parents pour élever un enfant, ce sont deux richesses car deux personnalités différentes. Un couple, c'est deux personnes, deux façons de voir le monde, deux façons de vivre le monde. Il n'est pas toujours facile de vivre sur le même tempo. Les occasions sont nombreuses de vivre un décalage au niveau de nos valeurs, des priorités que nous souhaitons mettre en avant, ou de notre énergie du moment. Les occasions sont nombreuses de tomber dans le réflexe de la râlerie.

Parfois, nous n'avons pas les mêmes valeurs éducatives, et ce qui est important pour l'un ne l'est pas autant pour l'autre.

Prenons un exemple : notre enfant entre en classe et ne va pas dire bonjour à la maîtresse. Pour l'un, c'est acceptable, alors que pour l'autre c'est juste inadmissible. L'un va avoir besoin que l'enfant fasse preuve d'une politesse exemplaire, alors que l'autre va se contenter d'un sourire de l'enfant à la maîtresse. L'un va trouver l'autre laxiste, qui pensera que son conjoint est trop exigeant.

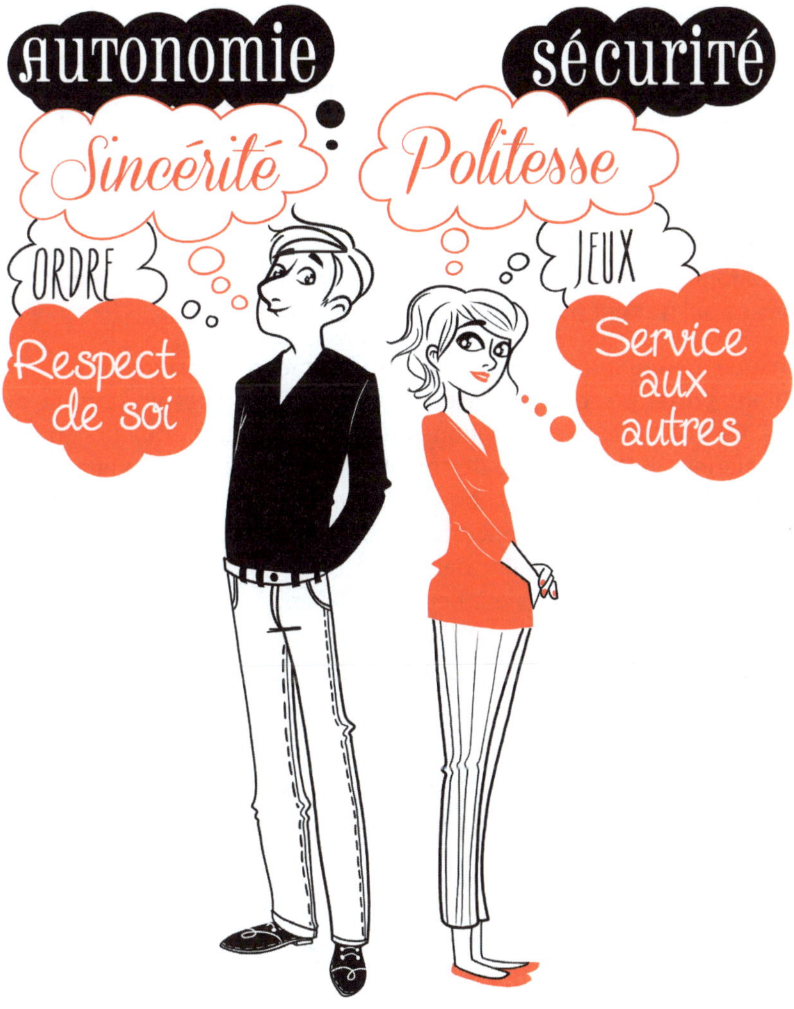
AUTONOMIE
SÉCURITÉ
Sincérité
Politesse
ORDRE
JEUX
Respect de soi
Service aux autres

Autre exemple : l'un va avoir besoin que tous les matins l'enfant soit lavé, porte des vêtements propres et soit bien coiffé, alors que l'autre se satisfera d'un pantalon et d'un tee-shirt dépareillés. L'un va penser que l'autre manque de respect envers l'école, l'autre pensera que c'est donner beaucoup trop d'importance au paraître.

Et ainsi de suite : l'un va penser que 13 ans c'est le bon âge pour avoir son propre téléphone portable, l'autre va trouver que c'est beaucoup trop tôt. L'un pensera que le téléphone va permettre à l'enfant de développer son indépendance, en toute sécurité, l'autre pensera que le téléphone va le rendre dépendant des technologies et va l'exposer à des choses qui ne sont pas de son âge.

Chaque parent pourra ainsi, face au même comportement de son enfant, porter un regard différent, et donc avoir un besoin satisfait, ou pas. Ce qui, nous le comprenons aisément, est quasi toujours source de râleries… Il s'agit bien là de conflit de valeurs car chacun pense que sa manière de penser est la bonne. Il est difficile d'accepter que l'autre puisse penser différemment, et il est difficile de croire, surtout dans le feu de l'action, que le point de vue de l'autre puisse être acceptable, puisque ce point de vue vient heurter le nôtre.

Parfois nous partageons les mêmes valeurs, mais nous n'avons pas la même manière de les mettre en avant.

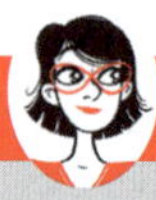

Témoignages de Florence

« Je me souviens d'un soir où nous avions organisé notre apéritif dînatoire mensuel. C'est un temps que nous avons choisi de mettre en place avec mon mari pour permettre le dialogue et les échanges en famille. J'avais fait les courses en conséquence, nous avions préparé la table avec les enfants et tout s'annonçait bien. Pourtant, ce soir-là, mon mari semblait particulièrement pointilleux sur les manières de manger et de se tenir à table. Apprendre à nos enfants les codes de politesse à table est important pour tous les deux. Moi, à ce moment-là, je me sentais prête à lâcher du lest au bénéfice de la convivialité. Mon mari, en revanche, était davantage prêt à ce que l'ambiance soit moins sereine pour mettre en avant son besoin d'être un père qui tient à ses valeurs. Je me souviens avoir râlé, car je trouvais qu'il gâchait notre soirée. Lui a peut-être trouvé que j'étais laxiste. »

Nous pouvons nous sentir en décalage par rapport à nos envies concernant la famille : tel samedi, l'un voudra avancer sur de la logistique familiale, l'autre préférera aller se balader ; l'un déclarera : « ciné pour tout le monde » quand l'autre voulait justement faire attention aux dépenses ; un soir, la priorité sera pour l'un de prendre du bon temps avec les enfants, alors que l'autre pensait expédier le coucher pour pouvoir passer une soirée au calme en amoureux.

Nous pouvons aussi nous sentir en décalage lorsque nous ne vibrons pas de la même énergie. Il nous arrive parfois de nous sentir zen, alors que notre conjoint semble être une pile électrique : nous avons passé une bonne journée, nous avons terminé un travail difficile mais nous avons réussi à ne pas rentrer trop tard. Au même moment, notre conjoint paraît vivre une tout autre réalité : il semble sur les nerfs et à fleur de peau, et soudain, nous le voyons râler sur un enfant d'une manière qui nous semble disproportionnée (vu notre état à nous de « zénitude »).

Ces différences peuvent nous faire croire que nous n'arrivons pas à nous entendre, que l'autre est vraiment trop différent de nous, qu'il ne comprend rien à nos besoins. C'est dans ces moments-là que nous nous sentons découragés et que nous râlons un peu, beaucoup, énormément…

À vous !

Dans les quinze jours derniers jours, quels ont été les deux principaux décalages qui ont créé des frustrations avec mon conjoint ?
Qu'est-ce que je pourrais faire autrement dans le futur pour que ces décalages soient évités ou ne dégénèrent pas en grosse frustration ?

Je râle quand je me sens coincé(e)

Avez-vous remarqué qu'en plus de ne pas partager les mêmes valeurs, nous découvrons parfois que les mots n'ont pas la même signification ? Les mots « rangement », « propreté », « ordre », par exemple, ne résonnent pas de manière identique aux oreilles de chacun. Et si, pour prendre soin de nos besoins, nous réussissons à demander de l'aide à notre conjoint, sa manière de faire est si différente de la nôtre, que cela nous décourage à l'avance.

Moi, Florence, je décèle parfois chez les parents que j'accompagne une sorte de découragement à demander de l'aide car, « de toute façon », ce qui sera fait par l'autre le sera trop différemment. Des mamans me disent : « On me dit de prendre soin de moi, de prendre du temps pour moi, mais si je laisse les enfants avec leur papa à la maison, je vais retrouver la maison en vrac, des enfants excités, et encore plus de boulot à la clé. Alors à quoi bon ? » Les papas font aussi ce même type de remarque à propos du chargement de la voiture avant les départs en vacances : « Elle me propose de m'aider, mais elle ne range pas de manière à tout caser, et finalement je dois tout recommencer ! »

Bref nous râlons car nous nous sentons coincés : soit nous faisons nous-mêmes et nous avons l'impression d'en faire trop dans la maison, et nous râlons ; soit nous lâchons du lest, en prenant soin de nous et en demandant de l'aide, mais le résultat n'est pas au rendez-vous, et nous râlons.

Certaines mamans nous disent : « Avec mon conjoint, soit je fais tout toute seule, soit je dois ranger après lui car ce n'est pas fait comme je veux. Je me sens coincée : soit je râle... soit je râle ! » Et il en est de même pour les papas.

Nous avons souvent l'impression de n'avoir le choix qu'entre deux solutions qui ne nous conviennent pas.

Que nous n'ayons pas la même manière de gérer la logistique est normal, nous sommes différents, nous sommes homme et femme, nous avons été élevés différemment, et nous sommes issus de deux cultures familiales différentes.

Pour autant, s'engager dans un dialogue n'est pas toujours une démarche facile et mène parfois à la confrontation. Alors la tentation est grande de choisir de se taire, plutôt que de se confronter. Nous sommes tentés de nous dire : « Je n'aime pas sa manière de faire les choses, mais je préfère ne pas le lui dire, plutôt que de l'entendre me dire la même chose, et de devoir me remettre en question. » Alors nous râlons dans notre coin, parce que râler à haute voix n'est pas une attitude très « glamour ». Et comme nous n'aimons pas être la mégère ou le pinailleur de service, nous préférons ruminer dans notre coin tout en croyant rester glamour.

Mais ces râleries que nous ruminons sont comme des petits nuages qui s'accumulent dans le ciel de notre couple, des nuages qui, petit à petit, créent une distance, un flou entre nous et qui, sous prétexte de préserver la paix, nous amènent à ne plus être pleinement engagés dans notre relation.

Alors comment entrer dans un dialogue serein pour prendre soin de nos besoins (ne pas tout faire seul et ne pas refaire après l'autre) ? Comment faire part de nos besoins tout en restant en relation avec l'autre, tout en préservant notre « capital glamour » ?

À vous !

Quelles sont les trois choses que mon conjoint ne fait vraiment pas comme moi, concernant la logistique de la maison ?

....

....

....

Voilà, maintenant c'est clair. Nous avons nettement identifié certaines de nos différences. Et si nous choisissions de ne pas être aussi rigides par rapport à notre manière de faire les choses ? Et si, au contraire, nous parvenions à mettre un peu d'humour dans nos différences ?

> *« Bienheureux ceux qui savent rire d'eux-mêmes, ils n'ont pas fini de s'amuser. »*
>
> **Joseph Folliet,**
> **prêtre militant catholique,**
> **sociologue et écrivain français**

Je râle quand je ne sais pas comment demander de l'aide

Avez-vous remarqué comme parfois nous arrivons à gérer une crise avec nos enfants quasi dans le calme, quand nous sommes seuls à la maison, mais que, quand notre conjoint est dans les parages, tout semble plus difficile et nous pétons un plomb ?

Dans ces moments-là, nous nous disons vraisemblablement inconsciemment que, puisque nous sommes deux, nous devrions arriver à gérer deux fois mieux la crise. Mais, dans la réalité, nous ne savons pas comment nous accorder, nous ne savons pas comment demander à l'autre l'aide qui nous serait nécessaire pour passer la crise. Nous avons l'impression que, puisqu'il est dans les parages, il doit bien se rendre compte combien c'est difficile pour nous, et il doit bien savoir qu'il faudrait qu'il vienne à notre aide. Nous voudrions qu'il nous aide, mais nous ne savons pas comment le demander, alors nous râlons après nos enfants ou après lui. Et au lieu de gérer la crise déjà en cours avec nos enfants, nous créons une autre crise, avec notre conjoint ! Là où le fait d'être deux pourrait être une ressource, cela devient en réalité une source de tension supplémentaire, car nous échouons à être partenaires, nous sommes comme coupés l'un de l'autre.

À vous !

En repensant à une situation similaire où je me suis retrouvé à avoir besoin d'aide sans arriver à le demander, de quoi aurais-je eu vraiment besoin à ce moment-là ? Que l'autre calme la situation, renforce ma position de parent ?
Aurais-je eu besoin d'être rassuré sur le fait que l'autre ne juge pas ma manière de gérer la crise ?
Comment aurais-je aimé pouvoir le dire ?

....

....

....

Peut-être qu'il existe d'autres causes de râleries sur votre conjoint que nous n'avons pas nommées ou que vous auriez formulées autrement. Afin de dresser un bilan le plus complet possible, nous vous encourageons maintenant à les lister et à les décrire à votre guise !

....

....

....

Oui, être deux parents à gérer une famille est source de richesses, mais aussi de râleries. Être deux, c'est plus de « chances » de pouvoir croire que le problème c'est l'autre. Mais dans certaines situations, c'est juste le fait d'être parent qui « justifie » nos râleries.

CHAPITRE 3
Pourquoi je râle à propos de mon rôle de parent ?

Nous sommes imparfaits et nos enfants sont imparfaits, alors parfois nous avons du mal à savoir si nous sommes sur le bon chemin. Nous sentons bien que certaines choses nous dépassent, alors nous utilisons la râlerie pour reprendre le contrôle, sans nous rendre compte à quel point cette stratégie ne peut pas porter ses fruits (comme nous le verrons dans la deuxième partie de ce livre).

Je râle quand je crois que l'on attend de moi que je sois capable de tout faire

Il peut nous arriver de croire que pour être un bon parent, un conjoint modèle, une femme ou un homme moderne, nous devons être capables de tout faire : être compétent au travail, efficace à la maison, attentionné avec les enfants et disponible en couple (on peut changer l'ordre !). Une petite voix nous murmure à l'oreille : « Les autres ont l'air de s'en sortir, tu dois y arriver ! »

Mais ceci est une fausse croyance, c'est-à-dire quelque chose que nous croyons être la vérité alors qu'en fait, dans le fond, nous savons que cet idéal n'existe pas et pourtant, inconsciemment, nous cherchons malgré tout à l'atteindre.

> « Croyance : milieu entre l'opinion et le savoir. »
>
> **Emmanuel Kant,**
> ***La Métaphysique des mœurs*, 1795.**

Cette croyance nous empêche d'oser demander de l'aide en embauchant une femme de ménage, un homme à tout faire pour les petits bricolages par exemple, ou aussi en proposant à un ou une amie des échanges de services, du genre : « On pose le papier peint chez toi, on jardine chez moi. » Cette croyance nous fait porter nos responsabilités comme un fardeau dont nous ne pouvons nous libérer, sous peine d'être perçus comme incapables. Alors nous assumons tant bien que mal et parfois – souvent – nous râlons.

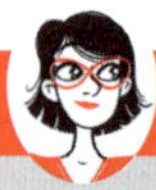

Témoignage de Florence

« Quand j'étais maman de jeunes enfants, je ne travaillais pas à l'extérieur de la maison. Comme mon mari travaillait à temps plein à l'extérieur, je me disais : "Tu dois être capable de gérer seule la maison et la famille." Et lorsque la maison était "en vrac" à la fin de la journée, je me sentais incapable et je râlais contre moi-même. Râler ne rangeait pas ma maison, et je finissais la journée avec une faible estime de moi. »

Se donner la permission de se faire aider n'est pas une évidence. Pourtant c'est quand nous sommes jeunes parents que nous avons le plus besoin d'être aidés. C'est vrai que lorsque nous serons plus vieux, nous aurons plus de moyens mais en fait, les enfants auront quitté le nid. Parfois il s'agit de faire le bon choix et de réussir à arbitrer entre les sorties et les loisirs, et se faire aider maintenant.

Témoignage de Christine

« Je préfère ouvrir une bonne bouteille de vin pour un petit moment romantique avec mon mari dans mon salon bien rangé que d'aller au restau et de rentrer dans une maison en bazar. Une femme de ménage, c'est bon pour la paix des ménages ! »

À vous !

Comment puis-je me faire aider ? Est-ce que je ne peux vraiment pas avoir de femme de ménage ou bien est-ce que je choisis de ne pas faire cette dépense ? Est-ce pour les bonnes raisons ?

Si vraiment je n'ai pas les moyens d'engager les services de quelqu'un pour m'aider, est-ce que je peux instaurer plus d'entraide avec mes amies (garde d'enfants, ménage chez les autres, échanges de services ou de compétences, etc.) ?

....

....

....

Je râle quand je mets toute mon énergie au service de ma famille

Une autre chose qui peut nous faire râler, c'est de constater combien élever des enfants et avoir une famille est prenant en temps, en énergie, en argent et qu'il reste si peu pour nos besoins et nos désirs. Une fois la petite troupe logée, nourrie, lavée, une fois que les conduites et les courses sont faites, une fois le ménage et le rangement accomplis… nous nous sentons fatigués, il est l'heure d'aller se coucher et, de toutes les façons, nous n'avons pas d'argent pour aller au cinéma, encore moins pour payer le baby-sitter. Ce n'est pas comme cela que nous avions imaginé notre vie. Nous étions prêts à partager, à aider, à contribuer, à financer, mais, à ce point, cela semble parfois cher payé.

Il y a alors de quoi être déçu, frustré, triste. Et de là à se retrouver à râler en faisant le repas, les devoirs, etc., il n'y a qu'un pas. C'est vrai, ce n'est pas juste tout ce temps et toute cette énergie offerts à la famille pour ne bénéficier que des miettes (et encore, lorsqu'il y en a !). Comment faire pour contribuer en nous sentant « bons » parents tout en gardant du temps et de l'énergie pour ce qui nous tient aussi à cœur (nous, notre couple, nos amis, notre balade en forêt, notre cours de danse, notre tour de moto…) ?

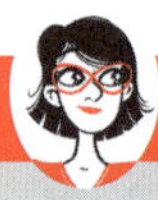

Témoignage de Florence

« Quand notre fils était petit, il avait un grand besoin d'être porté. Le soir, quand je le posais enfin endormi, et que mon mari arrivait derrière moi, m'enlaçait délicatement et me faisait un bisou dans le cou, je me souviens lui avoir dit plusieurs fois sur un ton ferme : "Ne me touche pas !" Je n'en pouvais plus, j'avais l'impression d'avoir tout donné. Puis, quand plus tard je me remémorais ma réaction, je me disais : "Ce n'est pas juste. J'ai besoin de prendre soin de ma relation avec lui. Avoir des enfants va nous éloigner", et je me mettais à râler contre cet état de fait. Aujourd'hui, il m'arrive encore de constater avec regret que mon couple passe après la logistique familiale et cela peut me faire râler. »

Garder une belle relation de couple est important à nos yeux, alors nous nous retenons d'être la mégère ou le casse-pieds de service pour rester aimable et sexy. Une fois couché, fatigué, notre conjoint peut avoir envie d'un câlin. Nous sommes vidés, nous ne pouvons pas passer de la logistique familiale à la boîte à fantasmes en un clic. Nous nous sentons désemparés car nous ne savons pas comment faire. Nous sommes frustrés car nous savons bien que c'est plus satisfaisant de faire l'amour que le ménage. Et pourtant, nous avons consacré toute notre énergie au ménage, au boulot, aux enfants. Nous avons tellement contrôlé toute la journée, résisté, subi des petites choses du quotidien, que nous sommes incapables de lâcher prise le soir venu et de nous amuser.

Un de nos désirs profonds lorsque nous avons fondé notre famille était de garder une vie de couple, une vie de femme, d'homme à part entière. Mais la vie de famille nous prend tellement de temps, d'énergie et d'argent que parfois il ne reste pas grand-chose pour nos aspirations profondes (dans la troisième partie de ce livre, nous vous donnerons des trucs pour prendre soin de vous et remettre vos besoins, vos désirs et vos rêves au cœur de votre vie).

À vous !

Que puis-je choisir de faire pour mettre une chose à laquelle je tiens (petite ou grande) un peu plus au cœur de mon quotidien ?

Ce que je vis en moi quand je râle en famille

Finalement derrière nos râleries se cachent souvent plusieurs peurs, la principale étant que nous avons peur de mal élever nos enfants.

Oui, nous avons peur de rater quelque chose dans l'éducation de nos enfants. Nous savons bien, en effet, que l'éducation de nos enfants est essentielle, et que nos enfants seront ensuite adultes et devront être indépendants pour devenir acteurs de la société de demain. Nous savons que nous avons un rôle à jouer pour les éduquer.

Lors de l'écriture de ce livre, nous avons voulu aller revisiter la définition du verbe « éduquer » (www.larousse.com), et voici ce que nous avons trouvé :

- « former quelqu'un en développant et en épanouissant sa personnalité » ;
- « développer une aptitude par des exercices appropriés (éduquer la volonté) » ;
- « développer chez quelqu'un, un groupe, certaines aptitudes, certaines connaissances, une forme de culture (éduquer le téléspectateur par des émissions scientifiques) » ;
- « faire acquérir à quelqu'un les usages de la société ("où t'a-t-on éduqué pour parler de cette façon ?") ».

Nous avons été agréablement surpris de trouver la notion de développement et d'épanouissement de la personnalité dans ces définitions. L'éducation n'est donc pas simplement l'apprentissage de savoirs, ni l'application d'une certaine discipline. Nous croyons que, dans le fond, nous le savons tous depuis toujours, et pourtant souvent dans nos rapports avec nos enfants, nous avons du mal à trouver comment permettre ce développement et cet épanouissement. Nous avons peur de donner à notre enfant plus de liberté pour se développer, car nous ne savons pas ce qu'il va en faire. Nous voulons lui éviter de faire des erreurs trop importantes. Finalement, nous avons surtout peur que notre enfant s'engage sur le mauvais chemin.

Parfois, nous pensons qu'en râlant nous posons une limite, mais au fond, nous râlons parce que nous doutons de notre capacité à poser le cadre vraiment en puissance, et non en force. Comme nous avons l'impression de perdre le contrôle, de perdre pied, nous croyons que râler va nous permettre de mieux maîtriser la situation. Nous voulons guider notre enfant mais, ce faisant, nous pouvons avoir tendance à le contrôler. Nous cherchons à imposer notre point de vue (en râlant) et, finalement, nous nous retrouvons souvent dans un rapport de force où chacun va chercher à faire plier l'autre.

Surtout, ne vous méprenez pas, nous pensons toutes les deux que le rôle de parents est de donner une direction. Notre rôle est de poser un cadre et de rassurer notre enfant avec des limites fermes et claires. Nous avons besoin de donner des repères à nos enfants (or, en râlant, nous créons surtout du chaos) et de créer un climat qui favorise la coopération (en râlant, nous créons plutôt du conflit).

À ce propos, nous avons eu envie, dans nos vies de parents, de redonner son sens originel au mot « discipline ».

Nous avons tendance à penser que la discipline est une forme d'obéissance et de soumission aux règles. C'est d'ailleurs la définition du Larousse (www.larousse.com), qui fait même référence à « une sorte de fouet pour se flageller » :

- « branche de la connaissance pouvant donner matière à un enseignement ; matière (les disciplines littéraires) » ;
- « ensemble de lois, d'obligations qui régissent une collectivité et destinées à y faire régner l'ordre ; règlement (se plier à la discipline) » ;
- « aptitude de quelqu'un à obéir à ces règles (élèves qui n'ont aucune discipline) » ;
- « obéissance, soumission aux règles que s'est données le groupe auquel on appartient (il fait grève par discipline syndicale) » ;
- « règle de conduite que l'on s'impose, maîtrise de soi, sens du devoir (il s'astreint à une discipline alimentaire très stricte) » ;
- « sorte de fouet utilisé pour se flageller dans un but de mortification et de pénitence ».

Et pourtant, nous aimons à penser que le mot « discipline » vient du mot « disciple ». Un disciple est un élève qui suit l'enseignement du maître. Il y a dans la discipline un profond respect du disciple pour son maître, et vice versa. Nous ne parlons pas ici d'un respect imposé, mais d'un maître qui a su inspirer le respect par sa sagesse et sa justesse. Le disciple a un véritable désir de suivre son maître et de mettre en pratique ses enseignements (nous pouvons ici penser aux apôtres de la Bible).

Nous nous sommes alors posé la question : que devons-nous faire différemment pour que nos enfants aient envie de suivre nos enseignements ? Comment pouvons-nous faire pour qu'ils aspirent à écouter et appliquer nos directives ? Comment apporter plus de justesse dans notre éducation ? Il est alors devenu évident que nous ne pouvions pas être sur la bonne voie si nous utilisions autant de râleries comme mode de communication.

À vous !

Plutôt que d'imposer, qu'est-ce que je pourrais faire autrement, à partir de demain, pour inspirer mon enfant (et mon conjoint) et lui donner envie de mieux coopérer ?

....

....

....

Ce n'est peut-être pas facile de faire tous ces constats, de voir écrites noir sur blanc toutes ces trop nombreuses situations où nous tombons dans le piège de la râlerie. Nous pouvons nous sentir coupables lorsque nous nous reconnaissons dans toutes ces descriptions. Et pourtant, si vous lisez ce livre, c'est qu'une part de vous a vraiment envie de changer. Peut-être qu'aujourd'hui vous n'arrivez pas à être pleinement le parent ou le conjoint que vous voulez être pour votre famille et que vous aspirez sincèrement à plus de sérénité et de bienveillance ? Sachez alors que cette phase de bilan est primordiale car elle vous permet d'identifier vos zones de progrès et, surtout, d'activer votre motivation à changer. Cette motivation sera la clé pour vous engager pleinement dans ce challenge et vous permettre de ne pas baisser les bras dans les moments où vous aurez peut-être l'impression de ne pas avancer aussi vite que vous le voulez.

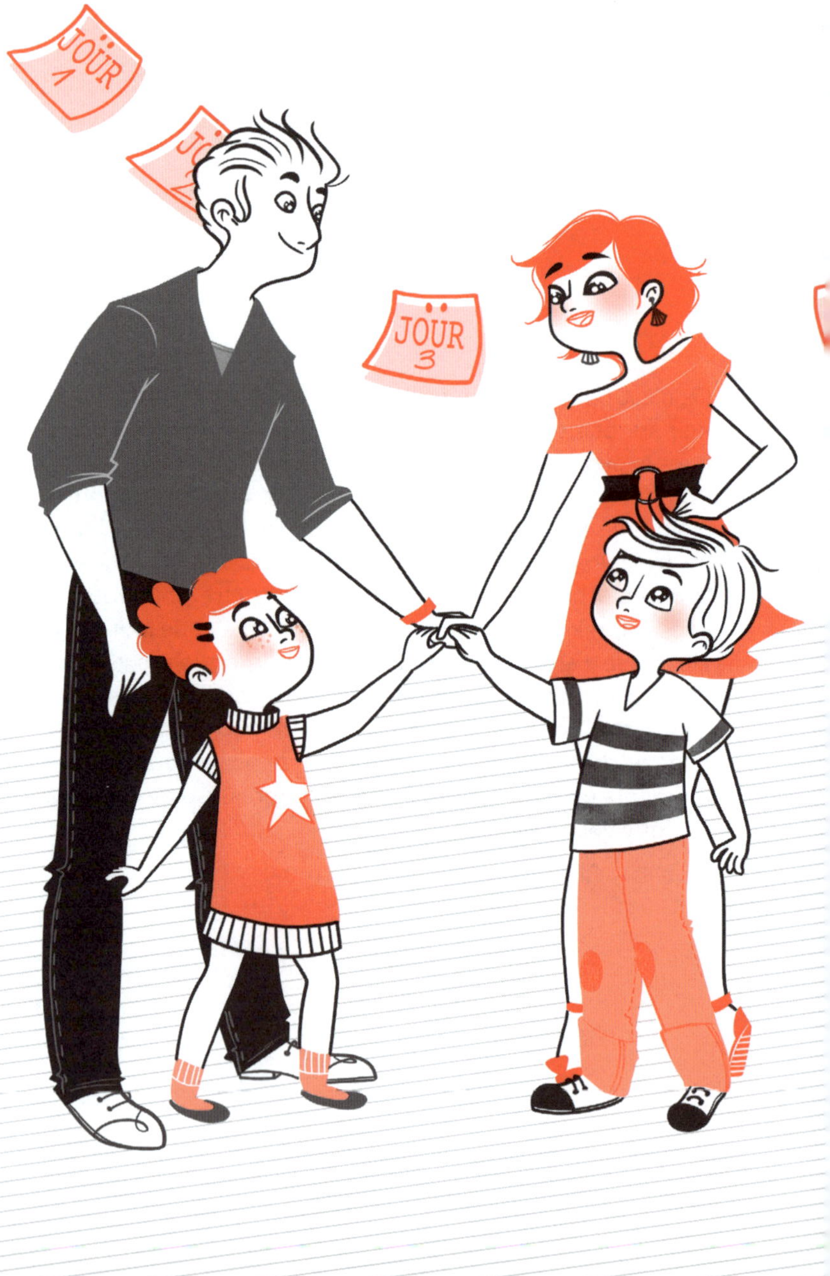
JOUR 1
JOUR 3

DEUXIÈME PARTIE

21 jours pour changer sa vie

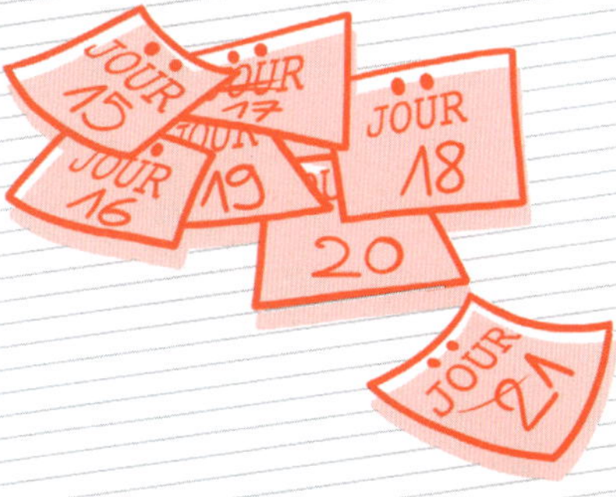

Rassurez-vous, vous êtes maintenant prêts à passer à l'étape suivante, alors il est temps de vous présenter le challenge « J'arrête de râler sur mon enfant {et mon conjoint} ». Ce challenge qui vous invite à vous lever le matin et à choisir que la râlerie ne fasse plus partie de vos options ; ce challenge qui vous invite à arrêter d'être victime de votre vie de famille pour enfin pouvoir commencer à retrouver du plaisir et de la sérénité. Dans cette partie, nous allons vous le présenter dans tous ses détails, ainsi que les plus grandes leçons que nous avons reçues en le vivant nous-mêmes au sein de nos propres familles.

CHAPITRE 4

Focus sur le challenge « J'arrête de râler sur mon enfant »

Arrêter de râler ! Vaste programme. Arrêter de râler ! Pourquoi pas ? En effet notre vie de famille pourrait être vraiment plus paisible si nous pouvions nous débarrasser de cette habitude tellement polluante. Mais concrètement, comment pouvons-nous faire ? À quoi cela sert-il vraiment ? C'est ce que nous allons voir maintenant.

Pourquoi se lancer dans ce challenge ?

Pour moi, Christine, tout a commencé un soir dans mon lit. Je venais de coucher mes enfants et de fermer la porte de leur chambre. Je me souviens très bien. J'ai traversé le couloir et je me suis littéralement écroulée sur mon lit en me disant : « Enfin ils dorment… Enfin la paix ! C'était une journée pourrie aujourd'hui », et ensuite, à peine quelques secondes plus tard, j'ai eu un flash ! Je me suis dit : « Christine, tu as un problème car cette journée pourrie que tu viens de vivre, c'est une journée normale et ordinaire de ta vie, et des journées comme celle-là, tu vas encore en avoir un paquet à vivre. »

Le déclic de Christine

J'ai pris conscience qu'il fallait que je trouve un moyen de ne plus subir mon quotidien comme cela. Je refusais de penser que le seul moyen de profiter de ma vie était d'être en vacances ou en week-end (ou d'avoir une baby-sitter pour sortir). Je ne voulais plus croire que je pourrais profiter de ma vie seulement plus tard : « plus tard quand ils seront plus grands », « plus tard quand les grands-parents seront là pour m'aider », « plus tard quand nous aurons plus d'argent... ». Je voulais apprendre à vivre pleinement mon quotidien, aussi banal qu'il soit. J'ai soudainement pu sentir dans mes tripes quelque chose que je savais déjà dans ma tête, mais que je n'arrivais pas à vivre : « Chaque jour qui passe est sacré et ne reviendra jamais, il est urgent que j'apprenne à savourer ce que la vie me donne car, un jour, je vais mourir sans avoir vécu car j'aurai toujours résisté à tout ce qui m'aura été donné à vivre. »

Or, j'avais l'impression d'avoir ressenti la journée passée comme une lutte permanente pour préparer les enfants pour l'école, pour être à l'heure, pour gérer la logistique de la maison et de mon travail, et pour toutes les choses qui ne se passaient pas comme je voulais. Je me couchais en me demandant si j'avais eu des moments de qualité au cours de cette journée. Et le bilan était plutôt négatif. Je me suis dit : « Mais je n'ai pas envie de me coucher dans cet état ! »

Je suis une « mampreneur » (contraction de « maman » et « entrepreneur ») et mes journées sont chargées entre mon cabinet de coaching (O Coaching Inc), mes trois enfants qui vont dans deux écoles différentes et qui sortent de classe à 15 heures, les activités de chacun (piscine, aïkido, guitare, piano, etc.), mes responsabilités bénévoles, ma vie de femme, d'épouse, de maman... Le tout à 10 000 km de tout soutien familial dans une ville tentaculaire où tout va très vite (je vis à Los Angeles) !

Oui, j'ai trois enfants en bas âge qui ont tous les trois besoin de leurs parents au même moment. Oui, je suis un parent qui travaille aussi beaucoup. Oui, j'ai plein de choses à gérer. Oui, mon frigo est vide. Oui, c'est le bazar dans ma maison... mais je ne voulais plus subir tout cela. Je voulais trouver un moyen de reprendre ma vie en main et de profiter de mon quotidien.

Il m'arrive souvent de rencontrer des parents d'enfants adultes qui ont quitté le foyer. Ils me disent systématiquement, avec un sourire attendri et nostalgique, de surtout profiter de mes petits. Je suis d'accord avec eux, je sais que mes enfants vont grandir et que, avant que je ne m'en rende compte, ils voleront de leurs propres ailes et que, plus tard, pour les voir, je devrai les inviter le dimanche chez moi. Je comprends leur point de vue « en théorie », mais parfois dans la pratique ce que je ressens est plutôt de l'impatience, de la fatigue et du découragement.

Ce soir-là, j'ai compris que si je voulais réussir à profiter de mes enfants petits, je devais changer quelque chose en moi car à ce moment précis mon rapport avec mes enfants – et ce que je vivais dans ma maison – ne me convenait pas.

Je me suis demandé alors ce qui m'empêchait de profiter de ma vie quotidienne et de ma vie de famille. En effet, je n'avais plus envie de subir la banalité de mon « simple » quotidien, de ruminer en passant le balai après chaque repas et de crier quand je devais demander trois fois aux enfants de se brosser les dents !

Je me suis retrouvée ce soir-là dans mon lit, donc, la tête sur l'oreiller, les yeux grands ouverts. Je cherchais comment faire pour que mon quotidien soit dès lors source de plus de légèreté et de satisfaction, alors que beaucoup de choses semblaient chaotiques dans ma vie. Je réalisais quel grand gâchis c'était de laisser s'écouler, sans leur trouver d'attraits, toutes ces heures « normales » de ma vie de famille, et encore plus de les subir. Ma famille était la chose la plus importante de ma vie, je voulais désormais une vie plus agréable à la maison !

C'est alors que je me suis rendu compte que ce qui me minait le plus, c'était tous ces moments où je râlais : faire les choses en bougonnant, se plaindre des enfants, chigner, râler, constamment leur demander de se « dépêcher » en soupirant… Cela me polluait la vie et, soyons réalistes, c'était tout à fait stérile.

Je tiens à ce que vous sachiez que je n'étais pas une énorme râleuse. J'ai toujours été une femme et une maman plutôt positive et optimiste. Rien à voir avec le voisin ou la voisine, ou le parent, qu'on observe à l'école et qui est toujours en train de râler sur ses enfants ou son conjoint. Je crois que si j'avais vu un livre en librairie pour arrêter de râler, je me serais dit : « Moi, je ne râle pas ! » Et pourtant ce soir-là, je faisais le constat que ce n'était pas vrai. Je ne râlais pas tout le temps, mais je râlais… trop. Sur plein de petites choses pas bien graves, mais qui, au bout du compte, s'accumulaient et faisaient que je me promenais toute la journée avec un petit nuage gris au-dessus de ma tête qui m'empêchait de voir le ciel bleu.

Quand nous râlons, nous ne faisons rien de grave. Certes, mais j'ai réalisé que si je croyais punir les autres en râlant (mes enfants ou mon conjoint), c'était en fait bien moi que je punissais. Je polluais ma propre vie, et je n'étais ni la femme, ni la maman, ni le conjoint que je voulais être.

C'est alors que je me suis dit : « Et si j'arrêtais de râler, tout simplement ? » Oui c'est vrai, j'ai écrit « tout simplement », mais je sais, à présent que j'écris ces lignes et après avoir réalisé le challenge, que ce n'est pas si simple. L'idée était surtout de choisir entre philosopher sur le bonheur en famille, lire plein de livres sur la parentalité, aller à des séminaires sur le sujet, ou bien s'engager immédiatement à ne plus râler du tout pendant 21 jours consécutifs ! Ni sur moi-même, ni sur mes enfants, ni sur mon conjoint… Et ensuite, de voir ce qui se passe !

> *« Une once de pratique vaut mieux qu'une tonne de théorie. »*

Swani Sivananda Saraswati,
maître de yoga

« Avec un peu de recul, je trouve que ce défi est presque un prétexte finalement, en tout cas un moyen, et non pas un but. En effet, j'avais tenté plusieurs fois, par le passé, de me motiver dans une optique d'amélioration de soi, de changer ma perception, mon rapport à l'autre, etc. Plusieurs livres sur ce thème ornent ma bibliothèque. Jamais cela n'avait abouti. Au bout d'un moment, j'oubliais, le quotidien me "rattrapait", la flemme peut-être aussi. Aujourd'hui, quand je lis ce type d'ouvrages, j'y vois un écho important à l'exigence d'arrêter de râler, à ce que j'ai traversé dans ma petite tête pour y parvenir, les idées qui ont émergé, et tout le reste. Vous voyez certainement de quoi je veux parler. Et surtout, on devient maître de la situation, on ne rejette plus les fautes sur les autres. Si quelque chose n'a pas fonctionné, on en prend la juste mesure pour essayer différemment la fois d'après. Ce qui est absolument génial avec votre technique, c'est que c'est du concret, "simple" si j'ose dire, et ça ouvre les portes à tout le reste. Le truc ultra-plaisant dans le quotidien, c'est que désormais tout est ludique, chaque "difficulté" devient un petit défi à relever. Et en le prenant ainsi, tout est amusant, drôle, enrichissant... Je pourrais m'étaler des heures sur la question, je vais donc m'arrêter ici. »

Ortie

Aux États-Unis, où je vis depuis dix ans, ce genre de challenge en 21 jours pour arrêter de râler (fumer, se mettre à méditer, perdre du poids, exprimer sa gratitude, etc.) est assez courant. Les plus connus sont ceux proposés par Edwene Gaines dans son livre *The four Spirituals laws of Prosperity* et Will Bowen dans son livre *A Complaint free world* (voir notre bibliographie p. 217). J'avais entendu parler d'un challenge pour arrêter de râler. Et je me suis dit : « Je ne peux plus reculer, je dois le faire moi aussi jusqu'au bout, pour moi, ma vie, ma famille. » Pour trouver plus de détails à propos des 21 jours, je vous encourage à lire mon premier livre *J'arrête de râler* qui raconte le challenge et tous les principes qui fondent cette démarche.

J'ai aussi eu envie de me lancer dans ce challenge après avoir remarqué à quel point les personnes qui râlent autour de moi accaparent mon énergie, et notamment mes enfants et mon conjoint. Avez-vous remarqué, lorsqu'un membre de votre famille se met à râler, comme cela affecte toute l'énergie dans la maison ?

À vous !

Avez-vous des râleurs dans votre famille ?
Comment vous sentez-vous quand vous les entendez se plaindre ?

....

....

....

Pour moi, ça a été une prise de conscience. Cette sensibilité que je ressens autour des râleurs m'a fait réaliser l'importance de moins râler moi-même. Si je suis aussi sensible aux râleries des autres, alors je dois changer.

Souvent les lecteurs viennent me dire : « Comment faire pour que mon conjoint ou mes enfants arrêtent de râler, je n'en peux plus ! » Ma réponse est toujours la même : « Le changement doit commencer par soi-même. » Si vous voulez moins de râleries dans votre famille, alors vous devez montrer l'exemple. Vous devez faire votre propre travail sur vous-même (même si vous râlez moins que les autres selon vous). C'est important de commencer par faire le ménage chez soi, car finalement, Will Bowen le dit très bien : « Les râleries, c'est comme la mauvaise haleine, vous les remarquez quand ça sort de la bouche des autres, mais pas de la vôtre. »

De plus, nous ne pouvons pas toujours changer les autres, surtout s'ils n'ont pas envie de changer. En revanche, la chose la plus puissante que nous pouvons faire est de les inspirer à changer en changeant nous-mêmes. En arrêtant de râler, j'ai changé la manière dont je me positionnais dans ma famille et, petit à petit, l'ambiance générale à la maison a été complètement transformée. Je suis encore émerveillée quand je vois le chemin que j'ai pu parcourir, quand je vois la manière dont je réagis maintenant face aux aléas de mon quotidien, et l'efficacité et la sérénité que j'ai pu gagner dans ma manière de gérer les choses. Progressivement, mes efforts et mon attitude ont contaminé ma maison, et le virus du bonheur et de la bienveillance a pu se propager.

Tout au long de mon challenge, je me suis sentie guidée par la sagesse de Gandhi : « Soyez le changement que vous voulez voir dans ce monde », et ce sont ces mots qui m'ont permis de faire tout ce chemin.

Maintenant, avec ce livre, nous vous invitons à en faire autant. C'est magique, je vous l'assure. En plus, les autres le remarquent. Très vite, j'ai reçu des compliments sur mes enfants et l'ambiance qui régnait dans ma maison. Ma maman me disait : « Tes filles sont adorables et tellement posées, on les sent vraiment bien dans leur vie. » Ma belle-sœur remarquait : « C'est tellement agréable d'être avec votre famille car vous ne luttez pas les uns envers les autres. » Une amie relevait : « C'est dingue, tes filles sont toujours en train de penser à leurs sœurs ! » Même mes deux sœurs, qui étaient venues passer quinze jours chez moi à Los Angeles, me faisaient remarquer à quel point notre petit rythme familial était paisible et sympa, même si mon mari et moi travaillions beaucoup et que nous jonglions avec une masse de choses impressionnante.

Un challenge pour changer de stratégie

En général quand nous râlons, c'est que nous avons un besoin qui n'est pas satisfait. Ce besoin est suffisamment important pour nous mettre en colère, nous énerver et provoquer nos râleries. En d'autres termes, nous avons donc tous des bonnes raisons de râler ! Que ce soit pour satisfaire notre besoin d'ordre, notre besoin de respect, notre besoin d'aide, notre besoin de collaboration, etc.

Bien que notre besoin soit noble, réel, justifié, nous adoptons en râlant une stratégie pour le satisfaire qui ne peut pas porter ses fruits, et c'est cela la plus grande leçon de ce challenge. Pour bien comprendre, le mieux est de se mettre dans la peau de celui après qui on râle.

Moi, Christine, j'ignore votre mode de fonctionnement, mais personnellement quand on m'attaque ou qu'on m'accuse en râlant, je n'ai que deux réactions possibles :

- soit je fuis (ou j'ignore) ;
- soit j'attaque en retour pour me défendre.

Mon besoin de sécurité prend le dessus et donc je cherche à me protéger. Pour cela, soit je me bouche les oreilles, soit je crée un filtre entre la personne qui râle et moi (je l'entends mais je ne l'écoute pas), soit même, si je peux, je quitte la pièce car l'autre me « saoule » !

Parfois encore, je me sens tellement accusée que je veux me défendre, alors j'attaque à mon tour en accusant l'autre et en justifiant que l'autre a tort et que moi j'ai raison. Et le ton monte rapidement.

Quand une personne râle après moi, je n'ai en aucun cas envie de prendre en considération ses propos. Je suppose que c'est pareil pour vous, n'est-ce pas ?

Pourquoi alors utilisons-nous de manière si automatique et systématique ce mode de communication même s'il ne marche pas ? En fait, ce qui se passe, c'est que nous râlons par pure habitude parce que nous n'avons pas confiance en notre capacité à nous faire entendre autrement. Or, quand nous râlons, nous sommes entendus mais nous n'arrivons pas à obtenir ce que nous demandons pour autant (à moins d'en arriver aux menaces mais, franchement, avons-nous envie de baser notre équilibre familial sur la crainte de la punition ?).

À vous !

Observez votre quotidien et cherchez à prendre conscience de toute l'énergie que vous dépensez à chercher des coupables, à accuser les autres, à râler pour prouver que vous avez raison et que les autres ont tort.
Observez comment vos enfants en font autant : « c'est pas moi qui ai commencé », « il m'a fait ceci, il m'a fait cela... », « c'est ta faute », etc.

....

....

....

Ne vous inquiétez pas, nous allons dans la suite de ce livre vous donner des pistes pour réussir à vous faire entendre sans râler !

Comment reconnaître que nous râlons ?

En voilà une bonne question ! Car oui, en effet, c'est bien gentil de vouloir râler moins, mais encore faudrait-il être clair sur ce qu'est une râlerie, et quelle est la différence entre râler et poser une limite pour ne pas se faire marcher sur les pieds. Car souvent, nous avons l'impression

J'ARRÊTE DE RÂLER SUR MES ENFANTS (ET MON CONJOINT)

que râler va nous permettre de poser une limite ou d'exprimer un désaccord. Mais soyons clairs, arrêter de râler ne veut pas dire tout accepter, nous vous expliquerons tout cela en détail un peu plus loin dans ce livre.

Pour savoir si nous râlons ou pas, commençons par aller voir la définition du mot « râler » dans le dictionnaire (www.larousse.com) : « produire des râles d'agonie, grogner, produire un bruit de respiration rauque ; protester de façon hargneuse ». Le verbe « râler » a également de nombreux synonymes : agoniser, bisquer, bouder, bougonner, chialer, chiner, enrager, être en colère, fumer, grogner, gronder, maronner, maugréer, murmurer, pester, protester, rager, réclamer, renauder, rogner, rognonner, ronchonner, rouscailler, rouspéter, se fâcher, se plaindre, se récrier.

Voilà pour la définition officielle, qui est importante, mais finalement pas forcément suffisante pour nous aider dans notre quotidien de parent. Pour moi, Christine, quand j'ai réalisé mon challenge de ne pas râler pendant 21 jours consécutifs, j'ai compris qu'il y avait plusieurs éléments qu'il fallait que j'observe pour définir si j'étais en train de râler ou pas !

Les critères que nous allons vous présenter ne sont pas là pour vous censurer, bien au contraire ils sont là pour vous aider, vous les parents, à être les parents que vous avez vraiment envie d'être pour vos enfants, pour vous aider à être le conjoint que vous avez vraiment envie d'être dans votre couple.

Pour définir si nous râlons vraiment, nous sommes donc invités à observer trois choses : notre positionnement, notre ton et nos propos.

Notre positionnement

Sommes-nous en train de nous poser en victime de la situation et de chercher un coupable ?

Une des plus grandes leçons de ce challenge a été pour moi de prendre conscience de toutes les fois où, dans ma vie, je me posais en victime :

- quand les écoles des enfants changeaient les horaires des cours à la dernière minute et que cela bousculait mon programme personnel et professionnel pour toute la journée ;
- quand mes enfants me réveillaient la nuit ;
- quand j'étais à la plage et que mes enfants avaient besoin de moi alors que, moi, je voulais lire un magazine tranquillement ;
- quand mon mari choisissait d'avancer sur un de ses projets plutôt que de m'aider avec le mien ;
- quand mes enfants ne faisaient pas assez d'efforts pour trouver leurs affaires ;
- quand je retrouvais la maison en bazar, alors que la femme de ménage était passée la veille, etc. La liste est sans fin !

Tous ces moments à longueur de journée étaient comme des flèches qui m'atteignaient, et bien souvent j'avais tendance à vouloir baisser les bras, à me dire : « C'est toujours pareil, c'est infernal et ça me saoule, à quoi bon ? » Je me sentais découragée par toutes ces choses qui ne se passaient pas comme je voulais et forcement c'était la faute des autres !

J'ai pris conscience que c'était moi qui me mettais dans cette position de victime, et que du coup je perdais mes moyens. Je mettais plus d'attention à chercher des coupables (et à les accuser) qu'à voir comment je pouvais concrètement améliorer la situation.

“ Avez-vous remarqué à quel point on a profondément besoin de trouver des coupables pour tout ce qui nous arrive ? Ah, ces coupables, on les aime, on les cherche et on passe notre temps à les pointer du doigt... C'est comme s'ils nous donnaient de la consistance ! On se dit : "C'est vrai, ce n'est pas notre faute à nous et puis vraiment, si seulement on pouvait les discipliner un peu, ces coupables... Notre vie serait tellement plus simple !" On râle, on se plaint : "Si seulement les coupables pouvaient comprendre, aider, être plus responsables, avoir plus de respect pour nous, pour les règles..." »

Extrait du livre *J'arrête de râler*

Notre ton

Sommes-nous en train de ruminer, bisquer, bougonner… (voir la définition plus haut !) ? Sommes-nous en train de lever le ton ou de le rendre agressif ou dépressif car nous avons peur de ne pas nous faire entendre ? Sommes-nous en train d'attaquer l'autre ou de nous plaindre pour attirer l'attention ?

Souvent les lecteurs nous demandent : « Suis-je en train de râler quand je dis ceci ou cela ? » Et toujours notre réponse est la suivante : « Vous le savez dans votre cœur et dans votre voix si vous êtes en train de râler. » Parfois ce n'est pas tant ce que nous disons que la manière dont nous le disons qui fait que l'on râle. Notre ton reflète la manière dont nous nous positionnons dans la conversation.

Nos propos

Avons-nous le mot juste ?

Nous pouvons avoir tendance à exagérer et amplifier nos propos car nous avons peur de ne pas réussir à nous faire entendre. Nous avons aussi souvent envie que les autres aient de l'empathie, alors nous exagérons un peu, beaucoup, passionnément… Nous transformons notre problème en drame. Nous le rendons plus gros que ce qu'il est vraiment pour lui donner de l'importance et, souvent, nous pouvons nous entendre dire : « c'est toujours pareil, on ne m'aide jamais, c'est infernal ! », « ça me tue… », « cela fait cent fois que je te le demande ! », etc. Nos mots ne sont pas justes. Nous ne décrivons pas la situation telle qu'elle est, nous la rendons plus grave, plus urgente… Le vrai problème est que souvent nous finissons par croire ce que nous disons. Nous finissons par croire que c'est « terrible », « infernal », « toujours pareil ». Nos mots deviennent notre réalité et nous nous retrouvons le soir à nous coucher épuisés, éreintés en ayant l'impression d'avoir subi toute la journée.

Rappel

Quand je râle, je veux satisfaire un de mes besoins, mais la stratégie que j'utilise amène les autres à me fuir (ou m'ignorer) ou à m'attaquer pour se défendre.

Si vous avez un peu de mal à situer la frontière entre « je râle pour dire ce que je pense » et « j'exprime mon opinion sans me laisser faire », souvenez-vous que si vous vous exprimez :

- **en étant victime de la situation et en cherchant un coupable (positionnement) ;**
- **en ruminant (ton) ;**
- **en n'ayant pas le mot juste, que vous exagérez, amplifiez vos propos avec des « toujours », des « jamais » (propos) ;**

alors vous râlez !

En quoi consiste ce challenge ?

Moi, Christine, j'ai eu envie de me sevrer de cette habitude de râler. Je râlais souvent par automatisme et je voulais me créer de nouveaux automatismes qui soient source de solutions, de liens, de communication et de bien-être familial.

Je me suis lancé ce challenge d'arrêter de râler pendant 21 jours consécutifs pour réussir à vraiment changer en profondeur, et pour que ma démarche ne soit pas juste « un essai », mais plutôt une vraie transformation de ma manière de vivre ma vie : 21 jours pour découvrir toutes les ressources dans lesquelles je pourrais puiser pour gérer ma vie (et auxquelles je n'avais pas accès avant car je me contentais de râler en vain, par pure habitude).

Un challenge pour se sevrer d'une habitude

Râler est une habitude. Il suffit de s'observer un peu pour voir que nous râlons par réflexe et que, dans la grande majorité des cas, nous ne nous en rendons même pas compte ! Nous sommes en pilote automatique et nous laissons juste nos râleries sortir de notre bouche à la moindre frustration qui se présente. Nous ne faisons pas le choix conscient de râler. Nous ne nous disons pas : « Tiens, je pense que ma meilleure stratégie à adopter pour régler mon problème est de râler ! » Non, nous râlons par habitude et notre cerveau est programmé pour générer cette réaction dès que nous sommes frustrés par quelque chose.

> « Le problème le plus important avec cette habitude est qu'elle crée des modes de pensée et d'action que notre cerveau use encore et toujours – au point que, peu à peu, ils deviennent notre mode de réponse dominant jusqu'à exclure les autres modes de réponse possibles. Il a été observé qu'il fallait d'ailleurs au moins dix occasions d'apprendre pour commencer à former un nouveau mode de réponse. D'où l'importance de ce challenge qui va vous permettre de "pratiquer", d'"apprendre", de se "rééduquer" afin de littéralement créer de nouvelles connexions dans votre cerveau. Progressivement, le réflexe, l'habitude va se dissiper, jusqu'à disparaître. Et par la suite vous n'aurez plus besoin de fournir un gros effort pour ne pas râler, car votre corps aura profondément enregistré cette nouvelle manière de faire. Votre "muscle râlerie" sera affaibli et votre "muscle du bonheur" sera fort et puissant. C'est ainsi que ce qui commence par un challenge quasi impossible devient par la suite une seconde nature. »

Extrait de *J'arrête de râler*

Des études scientifiques nous enseignent que la période de 21 jours représente le temps nécessaire pour créer de nouvelles connexions dans notre cerveau et créer une nouvelle habitude. 21 jours où nous devons faire un « effort conscient » pour ensuite pouvoir « inconsciemment et sans effort » réussir à fonctionner autrement, sans râler. Ce sujet passionnant est largement développé dans le premier livre *J'arrête de râler* et nous vous encourageons vivement à le lire si vous voulez en savoir davantage sur ces recherches.

Comment ça marche ?

Ce challenge, inspiré de plusieurs challenges du même genre aux États-Unis, nécessite de porter un bracelet au poignet et, à chaque fois que nous râlons, de changer le bracelet de côté (du poignet gauche au poignet droit, et vice versa) et de remettre les compteurs à zéro (eh oui !).

L'objectif est de réussir à passer 21 jours consécutifs sans râler !

Pendant ce challenge, les règles sont les suivantes :

- Je ne râle pas afin de ne pas ancrer mes frustrations dans ma réalité et pour apprendre à puiser dans mes ressources qui, elles, pourront créer du vrai changement. Si je râle, je remets les compteurs à zéro.
- Si je râle en silence, cela ne compte pas (voir ci-dessous).
- Je communique avec les personnes concernées par mon problème et je ne râle pas dans le dos de mes enfants ou de mon conjoint auprès de mes amis ou collègues. Je peux dire à un ami que ce que je vis en ce moment est difficile, mais je n'accuse pas les membres de ma famille d'être coupables de ce qu'ils me font subir ! C'est une fine distinction, mais qui change tout !
- Quand j'exprime une frustration, je le fais sans accuser et sans dramatiser. Je parle de ce que je ressens et j'apprends à avoir le mot juste (voir p. 103).

Râler passe par l'expression de votre frustration à travers vos mots, donc vous avez la permission de râler en silence durant le challenge.

Nous avons en effet décidé que râler en silence est permis pendant le challenge car, pour être honnête, il semble irréaliste de prétendre pouvoir faire autrement.

Moi, Christine, j'ai essayé au début et finalement j'ai vite compris que je ne pourrais pas éviter que les frustrations viennent à moi, à moins d'être sans enfants, sans obligations, en train de siroter un cocktail au bord d'une piscine (et encore !).

Des « bonnes » raisons de râler, nous en rencontrons plein dans notre journée et même si avec ce challenge nous sommes invités à faire du tri dans notre vie et à apprendre à puiser dans nos ressources, il est impossible de prétendre que nous pouvons supprimer toutes sources de frustration ou toutes pensées négatives.

Le principe est que, même si nous ne pouvons pas nous empêcher d'avoir ces pensées négatives, nous pouvons par contre nous empêcher de les ancrer dans notre quotidien avec nos mots.

Quand nous nous exprimons en râlant, nous impactons le monde de nos mots et ces mots prennent une place dans notre réalité, notre vie. Ce sont ceux dont nous nous souvenons quand nous nous couchons le soir. Ce sont ces mots qui marquent notre entourage et impactent nos relations avec les personnes qui comptent le plus dans notre vie, sans rien créer de bien constructif.

Une pensée négative est comme un nuage qui passe dans votre tête et qui, ensuite, peut être emporté par le souffle du vent et votre vie qui continue. Quand nous râlons, nous ancrons nos pensées négatives dans notre quotidien et nous insufflons un goût amer dans la vie. Nos pensées négatives ne sont que des pensées, et elles ne sont pas la réalité. En râlant, nous leur donnons une place dans notre quotidien et, petit à petit, nous captons encore plus de raisons de râler dans notre vie.

Ce challenge nous invite donc à réaliser à quel point nos mots créent notre réalité. Arrêter de râler nous invite à utiliser nos mots pour créer la vie que nous voulons. Nous sommes invités à parler de nos solutions, à parler de ce que nous ressentons et à oser révéler nos émotions, plutôt que d'accuser les autres.

Cherchons des accords avec les membres de notre famille et soutenons-les quand, eux aussi, essaient de satisfaire leurs besoins. Utilisons aussi nos mots précieux pour parler et nourrir ce qui va bien, et célébrer notre famille (voir p. 123).

Moi, Christine, il m'a fallu personnellement un peu plus de quatre mois pour arriver aux 21 jours consécutifs. Et pendant ce challenge, tous les jours j'ai posté une vidéo sur mon blog pour parler de ce que j'avais appris dans ma journée. Vous pouvez retrouver toutes ces vidéos gratuitement sur www.jarretederaler.com. Mon livre *J'arrête de râler* témoigne et raconte en détail cette merveilleuse aventure qui a changé ma vie.

Pourquoi faire ce challenge en famille ?

Un an après la sortie de mon premier livre *J'arrête de râler*, j'ai écrit un article sur mon blog « Sept trucs pour arrêter de râler sur mes enfants ». Cet article a circulé très vite sur Internet et a été lu par plus de 8 000 visiteurs en trois jours. Ce fut une belle surprise pour moi de constater la réelle envie des lecteurs de ne plus râler sur leurs enfants, le profond désir de tous ces parents qui comme moi voulaient vraiment trouver le moyen de vivre leur vie de famille autrement.

La famille, c'est à la fois tellement important et parfois tellement difficile ! Quel gâchis de subir autant notre quotidien avec les personnes qui comptent le plus à nos yeux quand il y a un tel potentiel d'échanges, d'authenticité, de douceur et de compassion.

Avec ce livre aujourd'hui, nous voulons vous donner envie de vivre ce challenge pour votre famille. Nous savons à quel point cela peut changer votre vie et nous espérons vous donner tout ce dont vous avez besoin pour, vous aussi, avoir l'audace de vous engager dans cette belle aventure !

Pour écrire ce livre, nous avons interrogé des parents, des enfants, des adolescents. Nous leur avons posé la question suivante : « Arrêter de râler en famille : qu'est-ce que ça veut dire et pourquoi c'est important ? » Nous avons trouvé certaines réponses passionnantes, et voulons les partager maintenant avec vous.

ON NOUS A DIT

« Je suis originaire d'une île (Nouvelle-Calédonie) où râler est le sport national (...) À l'arrivée de mon premier enfant, j'ai pris conscience du mauvais exemple que je donnais à mon fils : en râlant, nous oublions sans cesse les règles de politesse, de bienséance. Comment lui demander d'être poli si je me mets à hurler en voiture ? L'arrivée de mon deuxième enfant m'a fait prendre conscience que râler n'est que l'expression de nos peurs. J'ai arrêté de râler il y a bien des années, par contre mon mari est un râleur professionnel, mais aussi un stressé et un angoissé perpétuel. Regarder mon dernier enfant imiter son père m'a fait comprendre cette attitude/habitude néfaste que mon mari a du mal à perdre. Arrêter de râler a donc été avant tout un acte de politesse, et aujourd'hui nous aidons mon mari à arrêter de râler en le rassurant, et cela rassure aussi les enfants. Vivre dans le calme et la sérénité permet à ma famille d'être beaucoup plus lucide et de garder les pieds bien ancrés sur terre. »

Claudia

ON NOUS A DIT

« Arrêter de râler en famille, ça veut dire faire plus attention aux autres et à leur bien-être ; réaliser une bonne ambiance autour de soi ; être mieux dans sa tête ; être plus présent ; être dans la vérité de la vie ; ne pas laisser les troubles s'installer en soi et autour de soi.
Pourquoi c'est important ? Parce que cela permet de mieux vivre, de gagner en sérénité, de partager des moments très doux et agréables en famille, de ne pas être isolé et de ne pas isoler, de partager la douceur, le calme, la compréhension, les qualités essentielles de la vie. »

Bernard

« J'ai l'impression qu'à partir du moment où j'ai décidé d'arrêter de dire "j'en ai marre", j'ai décidé en fait d'arrêter de voir toujours les choses comme des corvées. Comme tu le dis, cela devient un choix. »

Sabrina

« Pour que la vie ensemble soit plus agréable, ne pas créer de tensions inutiles, partager de bons moments au lieu de ronchonner, et vivre ensemble tellement plus sereinement ! »

Nathalie

« Cela veut dire mieux communiquer et arrêter de transmettre cette onde négative, ce que nous faisons constamment en râlant. Avec mon conjoint, depuis que j'ai arrêté de râler, nous nous disputons beaucoup moins car nous avons réappris à parler ensemble sans accuser l'autre ni se plaindre. C'est de mieux en mieux !!! Quel bonheur !!! »

Laure

« Ce qui m'a décidée à arrêter de râler, c'est tout d'abord l'ambiance à la maison qui était devenue très électrique, voire ingérable. Avec trois enfants dont un tout-petit et un pré-ado, j'avais du mal à gérer les périodes de crise, et je me suis rendu compte que mon comportement n'arrangeait pas les choses, que même si tout ne dépendait pas de moi, les membres de la famille interagissaient et que, lorsque l'un râlait, cela "contaminait" les autres. »

Christiane

« Quand il y a une personne qui râle moins dans la famille, tout le monde râle moins. La râlerie, c'est contagieux. »

Alice, 10 ans

« Râler, ça ne sert à rien, et râler ça fait mal à la gorge. »

Marine, 7 ans

« J'ai 14 ans, et comme la plupart des ados, je râle tout le temps. Ça ne fait que trois jours que j'ai commencé, mais j'ai compris énormément de choses sur le bonheur. Il faut juste profiter du présent, sans râler bien sûr ! Sur ces trois jours, je me suis rendu compte que je râlais beaucoup, pour des choses inutiles, par automatisme. Ça, c'est plutôt simple à arrêter pour ma part. Mais je râle aussi beaucoup quand mes frères m'énervent. Je ne peux pas m'en empêcher. À chaque fois, je râle puis deux secondes après je me rappelle : "Non, il ne faut pas", et du coup je m'excuse et je leur dis calmement ce qui me dérange. Grâce à ce livre, j'espère ne plus faire de crise de nerfs, ce qui m'arrive fréquemment. »

Anonyme, 14 ans

ON NOUS A DIT

« Râler, c'est une plainte, un inconfort, une souffrance qui s'exprime tout fort à tort et à travers parce qu'on n'écoute pas sa petite voix intérieure qui attend patiemment de livrer sa solution. »

Maman sur sa planète

« Râler devant les enfants, c'est en substance leur présenter le monde dans lequel on les a mis sous son plus mauvais jour. C'est aussi leur présenter l'âge adulte et tous ses attributs d'une façon bien angoissante. J'ai envie qu'ils sachent que travailler, vivre avec les siens, entretenir son chez-soi, chérir ses enfants et son amoureux, tout ça c'est bien, donc qu'ils peuvent grandir en toute confiance ! Et prière de me croire moi, plutôt que tout cet étalage anxiogène de non-information que sont les infos (radio ou télé, ce sont des râleurs professionnels non ?). Vous aurez compris que nous n'avons pas la télé. Ça évite les "ils sont... ne sont pas... Les gens... La société... Les politiques...", et cela ne nous empêche pas de savoir ce qui se passe. Ça empêche juste d'avoir peur d'être un adulte dans notre monde. »

Cécile

« Arrêter de râler en famille, ça veut dire parler aux autres pour se faire comprendre. On parle d'amour. On s'accepte. Il faut qu'on s'écoute. C'est important parce que ça fait du bien au corps et ça permet de passer de meilleurs moments. »

Camille, 9 ans

« Arrêter de râler en famille, ça peut rendre tous les membres de la famille plus heureux, et le matin cela nous rend moins stressés. »

Anna, 12 ans

ON NOUS A DIT

« Bonjour, je m'appelle Manon, j'ai 13 ans. C'est moi qui ai décidé d'offrir le livre à mon papa pour Noël, pour le taquiner. Au départ, je pensais qu'il allait râler en voyant le livre, mais au contraire, il m'a fait un grand sourire. Depuis à la maison c'est plus calme, on peut enfin commencer à s'exprimer sans râler et ça fait du bien. Merci infiniment d'avoir écrit ce livre. Depuis, je suis plus proche de mon papa et je l'aime fort. Merci infiniment. Bisous. »

Manon, 13 ans

« J'aime garder de ma maman l'image d'une femme douce et rassurante... J'aimerais que mes enfants aient ce même souvenir une fois adultes, et pas celui d'une maman impatiente qui passe son temps à leur grogner dessus... Aussi, j'essaie de ne pas trop râler. »

Sophie

« C'est usant et c'est chronophage de râler... On ne fait plus que ça la grande partie du temps. »

Laeticia

« Ma fille de trois ans est trop petite pour comprendre sans doute l'idée du challenge mais bien placée pour ressentir le "râlage". Un jour je lui ai demandé : "Des fois, maman, elle râle beaucoup, non ?", "Oui", "Et ça t'embête ?", "Oui, je préfère les câlins !" J'y arriverai ! »

Morgan (et sa fille Ambre)

Rappel

Le challenge consiste à ne pas râler pendant 21 jours consécutifs. Nous devons porter un bracelet à notre poignet et, à chaque fois que nous râlons, nous devons changer le bracelet de côté et remettre les compteurs à zéro. Les règles sont les suivantes :

- **Je ne râle pas pour ne pas ancrer mes frustrations dans ma réalité et pour apprendre à puiser dans mes ressources qui, elles, pourront créer du vrai changement. Si je râle, je remets les compteurs à zéro.**
- **Si je râle en silence, cela ne compte pas.**
- **Je communique directement avec les personnes concernées par mon problème.**
- **Quand j'exprime une frustration, je le fais sans accuser et sans dramatiser. Je parle de ce que je ressens et j'apprends à avoir le mot juste.**

Quatre étapes nécessaires au changement

Alors que vous êtes en train de lire ce livre, peut-être pensez-vous que pour réussir ce challenge, il faut juste commencer et tenir 21 jours. Commencer est certainement l'étape la plus importante de ce challenge car certains d'entre vous vont probablement trouver plein d'excuses pour reporter le challenge au lendemain :

- « je ne peux pas, je suis en train de déménager » ;
- « je n'ai pas de bracelet » (un élastique à cheveux ferait l'affaire) ;
- « plus tard quand j'aurai... » (remplissez le blanc vous-même !).

À vous de choisir le meilleur moment pour commencer. Et sachez aussi que si vous réussissez à arrêter de râler dans votre quotidien tel qu'il est aujourd'hui, alors vous aurez mis toutes les chances de votre côté pour réussir les futurs challenges que la vie vous réserve. Nous tenons à vous préciser que vous arriverez au bout de ce challenge uniquement si vous en avez vraiment envie. Si vous mesurez à quel point cela vous coûte de râler, et si vous avez confiance en votre capacité à mener à bien un nouveau défi, parce qu'« il le faut, quoi qu'il arrive », alors il n'y a aucune raison que vous ne puissiez pas aller jusqu'au bout de ce challenge.

Il faut savoir qu'il existe quatre grandes phases inhérentes à tout processus de changement (il existe de nombreux ouvrages sur la conduite du changement, voir notre bibliographie p. 217). Dans ce challenge, vous serez vraisemblablement amené à les traverser successivement, c'est pourquoi nous voulons prendre le temps de vous les présenter pour que vous sachiez à quoi vous attendre.

Moi, Christine, j'aurais beaucoup aimé avoir cette visibilité quand j'ai commencé mon premier challenge (d'ailleurs, dans mon premier livre *J'arrête de râler*, je donne également toutes ces informations en page 127 et 128).

Nous ne pouvons pas vraiment dire combien de temps vous passerez à chaque étape, car nous sommes tous différents. Peut-être que vous aurez besoin de rester longtemps dans la première étape et qu'ensuite, vous serez mûr pour franchir les deux étapes suivantes en moins d'une semaine, mais qu'après il vous faudra de longs mois pour atteindre la dernière étape ? Ou peut-être que vous naviguerez entre les étapes à un rythme régulier ? Nous ne pouvons vraiment pas prédire et les personnes qui ont fait le challenge nous relatent des expériences très différentes sur le blog. Une chose est certaine, c'est votre détermination à ne pas baisser les bras et à aller jusqu'au bout du challenge qui, finalement, fera vraiment la différence et impactera votre vie.

Première phase : l'euphorie et l'espoir

C'est la phase où l'on découvre le challenge et où l'on se dit : « Et si j'arrêtais de râler sur mes enfants et mon conjoint, oui, pourquoi pas moi ? » On trouve l'idée excellente et on se dit que c'est exactement ce dont on a besoin. On a l'impression d'avoir trouvé la solution à notre problème ou, du moins, on est vraiment curieux de découvrir comment pourrait être notre vie de famille sans râleries. On a l'impression d'avoir enfin trouvé une méthode pour sortir de notre impasse et créer du renouveau dans notre maison.

Durant cette phase, on n'a pas encore conscience à quel point on râle par pur automatisme. On sait qu'on râle mais on ne mesure pas encore l'ampleur des dégâts. On croit qu'il va suffire de se contrôler, et on ne sait pas encore que c'est une habitude ancrée dans nos cellules. Pour tout le monde, c'est la phase où « on ne sait pas que l'on ne sait pas arrêter de râler ».

ON NOUS A DIT

« Je suis une nouvelle partisane de la non-râlerie. Il y a un mois environ, j'ai arrêté de fumer, et la fumée étant partie, je vois et surtout je me vois. Et j'ai vu combien la râlerie (contre moi aussi) fait partie de ma vie. Comme la vie m'accompagne, elle m'a proposé ce challenge. Ce matin donc j'ai mis un beau bracelet que je ne portais plus depuis longtemps, en m'engageant à ne plus râler. Je l'ai changé je ne sais combien de fois de poignet, et je l'ai même posé une heure. J'ignore combien de temps je mettrai pour remplir ce défi. En même temps, je me sens déjà consciente et observatrice de mes jugements, râleries, critiques sur les autres, bien sûr, et surtout sur moi, et combien cela est en lien avec le perfectionnisme. Cela me fait du bien de me sentir avec d'autres dans ce chemin. À bientôt. »

Prune

« Je suis plus que motivée à réussir ce challenge pour ne pas gâcher ma vie et celle de mon entourage. Je choisis ce challenge car je râle toujours après mon fils de 5 ans, et il ne m'écoute plus et crie comme moi. Je veux retrouver le bonheur dans ma vie de famille. Je vais y arriver même si ça me prend du temps. Aujourd'hui lundi, je commence donc mon J1. J'ai hâte de me sentir beaucoup mieux. »

Steph

Deuxième phase : la prise de conscience

C'est aussi la phase de la « danse du bracelet ». On râle, on râle, on râle, et à chaque fois on change le bracelet de poignet (parfois le bracelet se casse tellement il change de côté). Désormais, on a conscience à quel point on râle, et on ne sait pas comment faire autrement : « on sait que l'on ne sait pas ».

C'est la phase où l'on doit accepter d'être un élève et de réapprendre comment on fonctionne. C'est une phase difficile, où l'on a des résistances, et où l'on a envie de baisser les bras. Au début, c'est amusant pendant deux ou trois jours, mais ensuite on se dit : « C'est impossible, c'est trop dur, je ne vois pas pourquoi je m'embête avec ce challenge, j'ai déjà tellement de choses à gérer et à contrôler dans ma vie… Pourquoi m'embêter avec cette contrainte supplémentaire ? Essayer d'arrêter de râler me fait râler encore plus, alors à quoi bon ! » C'est pendant cette phase que le plus de gens abandonnent.

Pour vous aider à tenir le coup dans cette phase, sachez que même si au bout de trois semaines (ou deux mois) vous pensez en être toujours au même point que le premier jour (car votre bracelet continue de danser), soyez sûr que ce n'est pas vrai. Vous n'en êtes pas au même point, vous avez avancé. Vous êtes en train de faire des bonds en avant, même si vous avez l'impression de faire du surplace. Chaque changement de poignet de votre bracelet est le signe d'un ancrage plus profond dans votre cerveau, il y a quelque chose de précieux à apprendre de chaque échec.

À vous !

Tous les soirs, posez-vous la question : « Qu'est-ce que j'ai appris aujourd'hui ? »
Si vous avez râlé, quel est le vrai besoin au fond de vous qui n'est pas satisfait ? Ne restez pas à la surface et cherchez plutôt à trouver le cœur de votre frustration, c'est le premier pas pour créer du changement.

Ensuite, posez-vous la question : « Qu'est-ce que je peux faire différemment pour créer un résultat différent ? » Si vous avez demandé plusieurs fois à vos enfants de vider le lave-vaisselle et que vous n'en pouvez plus, alors essayez quelque chose de nouveau, car répéter la même chose en râlant ne marche pas (vous le voyez bien) !
Si vous n'avez pas râlé, alors qu'est-ce que vous avez fait qui a réussi ? Comment pensez-vous pouvoir réutiliser cette stratégie dans le futur ?

....

....

....

> L'insanité c'est de faire la même chose et espérer un résultat différent.
>
> **Albert Einstein**

ON NOUS A DIT

« Toujours pas réussi à passer une journée sans râler ! Pas facile ! »

Florent

« Je vais continuer pour y arriver ! Ce n'est pas un simple challenge, c'est une nouvelle manière de vivre qui s'offre à nous. Ne la laissons pas passer ! »

Béatrice

Troisième phase : enfin quelques jours sans râler !

Enfin on vit des réussites (tout n'est pas perdu !). Bien souvent on arrive à se contrôler, à tourner sept fois sa langue dans sa bouche avant de parler, à gérer ses besoins sans râler, à communiquer autrement ses frustrations... On est « en conscience », très concentré, dans le contrôle.

Dans cette phase, le décompte a commencé. On en est généralement à trois jours, voire dix jours consécutifs sans râler, et l'on fait tout ce qu'on peut pour ne pas avoir à tout recommencer à zéro. Si un jour toutefois on râle, on recommence, mais on sait qu'on peut y arriver. C'est la phase où « on sait que l'on sait comment arrêter de râler ».

À partir de maintenant, la clé est de persister pendant 21 jours consécutifs pour éliminer cette mauvaise habitude et créer un changement en profondeur. En général, c'est une phase déjà plus agréable car on commence enfin à récolter les fruits de nos efforts. Même s'il nous arrive encore de chuter (et de remettre les compteurs à zéro), on arrive à se reconnecter avec nos enfants, on arrive à passer certains matins ou certaines soirées de manière plus paisible. Un jour, on arrive à gérer les devoirs du second d'une manière nouvelle et sereine, un autre, on met en place une nouvelle routine pour faciliter les départs à l'école, un soir, on arrive à dire à notre conjoint ce qu'on a sur le cœur sans l'attaquer. C'est aussi la phase où on commence à prendre l'habitude de parler de ce qui va bien. On arrive à apporter plus de joie de vivre en célébrant notre quotidien.

Souvent dans cette phase les lecteurs nous disent : « Ce n'est pas grave si mon challenge dure six mois ou un an, car ma vie est déjà mieux qu'avant. Pour rien au monde je ne reviens à mon vieux mode de fonctionnement, je veux aller jusqu'au bout car je sais que ça marche. »

ON NOUS A DIT

« Bon, j'ai commencé le challenge. Après un bon mois à faire le yo-yo avec mon bracelet, j'ai tenu cinq jours... Et j'ai râlé ce matin car j'étais en retard... Mais je sais maintenant que c'est possible, je ne baisse pas les bras ! »

Valérie

« Qui l'eût cru ? J'en suis à mon dix-septième jour sans râler et j'en suis ravie ! J'ai envie de dire à ceux qui attendent pour se lancer : tentez l'aventure ! C'est tout bénéf ! Et puis, si vous ne réussissez pas, ce n'est pas grave, parce que tout le temps où vous aurez été attentif, votre cerveau aura enregistré et se mettra ainsi sur la "voie du positif" ! Vous verrez, ça change la vie ! (C'est une ex-grande râleuse qui vous parle, je vous dis, c'est incroyable, magique !) J'ai compris qu'en me forçant à ne jamais médire, me plaindre ou râler, il ne reste que le positif, et ça fait un bien fou ! »

Jeanine

Quatrième (et dernière phase !) : la phase du maître

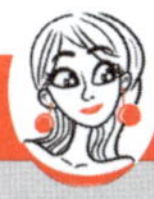

Témoignage de Christine

« À chaque fois que je fais une conférence ou une interview sur le sujet, on me demande : "Est-ce que vraiment vous ne râlez plus de tout ?" Mon entourage questionne souvent mes

filles (ou mon mari) : "Alors, est-ce que c'est vrai, Christine ne râle plus du tout ?" Mes enfants se souviennent alors de nos matins sous tension avant le challenge et racontent à quel point c'est beaucoup mieux maintenant !
En toute honnêteté je peux vous dire que ce challenge fonctionne. Je ne suis plus la même personne depuis que j'ai accompli ces 21 jours. Quand une frustration se présente à moi, quand un enfant ne m'écoute pas, quand je constate que ce que j'avais demandé n'est pas fait... je n'ai pas du tout envie de râler car je sais au fond de mon cœur que si je râle, cela ne mènera à rien et surtout que je me punirai moi-même. Mon cerveau est sevré de ce réflexe et, maintenant, j'ai pris l'habitude de puiser dans mes autres ressources. Non, je ne râle plus et si, par hasard, sous l'impulsion du moment je lâche une très furtive râlerie sous forme d'onomatopée (!), cela ne va pas plus loin car je sais que cela ne me mènerait pas où je veux aller. »

La quatrième phase est la phase où « on ne sait pas que l'on sait ». On a oublié la technique et l'on est dans le naturel. On n'a plus besoin de faire d'effort conscient pour ne plus râler. On n'a plus besoin de se retenir. On a transformé notre habitude, et ne pas râler devient une seconde nature. Quand une frustration se présente à nous (car il y en a encore), râler ne fait simplement plus partie de nos options !

Cette phase est atteinte lorsqu'on arrive à passer 21 jours consécutifs sans râler. On a grandi en sagesse, on a profondément changé et notre vie ne sera plus jamais la même.

« Me voici ici de nouveau pour une grande nouvelle ! Après quatre mois et une semaine, j'ai réussi mon challenge moi aussi, et je ne suis pas peu fière. Des personnes à qui je n'avais pas parlé depuis quelque temps m'ont trouvée changée, beaucoup plus zen. Que c'est agréable de se l'entendre dire ! Même si on le ressent intérieurement, c'est quand même sympa de se rendre compte qu'on n'est pas la seule à le voir. Ces quatre mois ont été très enrichissants.

Après l'enthousiasme débordant et exalté du départ, les premières petites réussites (jusqu'à neuf jours), des oublis, des recommencements multiples, j'ai décidé de faire une pause à un moment donné, j'étais beaucoup trop à cran, fatiguée, sur les nerfs (conséquence de plus d'une année sans vacances et d'un travail dans un climat très tendu avec des collègues tous râleurs – je n'en connais pas un qui ne le soit pas). J'ai fait une pause donc, quelques semaines, puis je suis partie en vacances, loin, dépaysant, reposant, bénéfique ! J'ai repris mon défi à mon retour. J'ai considéré que, pendant les vacances, c'était tricher. Même si je n'ai pas râlé pendant les vacances (en tout cas, je crois), je n'y ai pas prêté d'attention particulière alors, une fois détendue et reposée, j'ai été totalement déconcertée de voir à quel point ne pas râler était simple, facile, sans effort (à une ou deux exceptions près quand même, sinon ce n'est pas drôle). Voilà, je voulais célébrer ce moment avec vous, car c'est grâce à vous. Et je voudrais célébrer également ces temps qui vont venir maintenant, car je n'ai pas l'intention de me remettre à râler, tout est tellement mieux comme ça ! Christine, un grand merci ! »

Rosalie

« Eh oui, j'ai réussi ! 21 jours consécutifs sans râler. Et je n'ai pas envie de m'arrêter en si bon chemin ! Et je dois dire aussi que ça me manque de cocher fièrement sur mon calendrier un jour de plus le soir avant de me coucher ! Ce challenge a changé ma vie. J'ai pu observer qu'il existe un avant et un après. Avant, c'était comme si je vivais avec des gros nuages gris au-dessus de ma tête, toujours prêts à exploser à la moindre brise. Ce challenge m'a permis de chasser ces nuages et de profiter du soleil. Je me sens tellement plus légère, plus sereine !!! Je n'aurais jamais cru devenir ainsi. Je ne voyais vraiment pas comment des choses qui m'énervaient pouvaient, presque du jour au lendemain, ne plus m'atteindre. Je ne l'aurais jamais cru si je ne l'avais pas vécu, c'est pour ça que je vous encourage vraiment à l'expérimenter ! Donc oui, ça marche ! Et c'est devenu naturel pour moi de ne plus râler. Ma machine à râler ne se met plus en route spontanément et c'est tellement plus reposant ! »

Léa

Rappel

Soyez prêt à vivre les quatre grandes étapes de ce challenge :

- Phase 1 : je suis enthousiaste de commencer le challenge et je ne me rends pas compte que je ne sais pas faire autrement que râler (je ne sais pas que je ne sais pas arrêter de râler).
- Phase 2 : je prends conscience combien je râle (et je commence à me dire que je n'y arriverai jamais). C'est la phase où l'on a envie de tout abandonner (je sais que je ne sais pas arrêter de râle).
- Phase 3 : je réussis à passer quelques jours sans râler, et si je rechute ce n'est pas grave car je commence à récolter les fruits de mes efforts et ma vie est déjà bien mieux qu'avant (je sais que je sais arrêter de râler).
- Phase 4 : je me suis sevré de l'habitude de râler. Je sais puiser dans toutes mes ressources sans effort quand je suis confronté à une frustration. Ma vie est transformée et profondément sereine. Ne plus râler est devenu ma seconde nature (je ne sais pas que je sais arrêter de râler, je le fais inconsciemment).

CHAPITRE 5
Sept grandes leçons de vie

Dans cette partie, nous voulons partager avec vous les grandes leçons concernant notre famille, que nous avons apprises en faisant nous-mêmes ce challenge. Elles sont au nombre de sept. Ces leçons sont au final les enseignements les plus importants que nous avons tirés et retenus de ce challenge. Il nous a semblé important de prendre le temps de vous les faire découvrir. Voici donc les grands principes que nous allons développer dans ce chapitre :

- arrêter de râler ne veut pas dire tout accepter de nos enfants ou de notre conjoint ;
- savoir lâcher prise sur ce qui n'est pas important et choisir ses batailles ;
- apprendre à parler pour être entendu ;
- semer de la bienveillance ;
- apprendre à célébrer ce qui va bien dans notre vie de famille ;
- reconnaître et encourager les bons comportements ;
- se donner toujours une chance supplémentaire de mieux faire.

Arrêter de râler ne veut pas dire tout accepter

Dès que nous abordons le sujet d'arrêter de râler, la première réaction des parents est de dire :

- « mais on ne va tout de même pas se mettre à tout accepter de nos enfants et de notre conjoint avec le sourire ? » ;
- « si j'arrête de râler, alors mes enfants ne vont plus rien faire dans la maison » ;

- « si je ne râle pas rien ne va changer et je vais devoir continuer à subir avec le sourire ».

Ou bien, ils nous disent :

- « impossible de ne pas râler quand la maison est en bazar ! » ;
- « impossible de ne pas râler quand tout le monde ignore ce que je fais ou demande ! » ;
- « impossible de ne pas râler quand on est tellement débordés ou dépassés ! »

En vous invitant à faire ce challenge, nous sommes bien conscientes que nous ne vivons pas au pays des Bisounours où tout est beau, simple et facile. Nous savons à quel point votre vie de famille peut ressembler parfois à un champ de bataille, et l'idée n'est pas du tout d'ignorer tout ce qui ne va pas et de mettre vos lunettes roses en prétendant que la vie est belle et sereine, alors que vous êtes en plein chaos ! Bien au contraire !

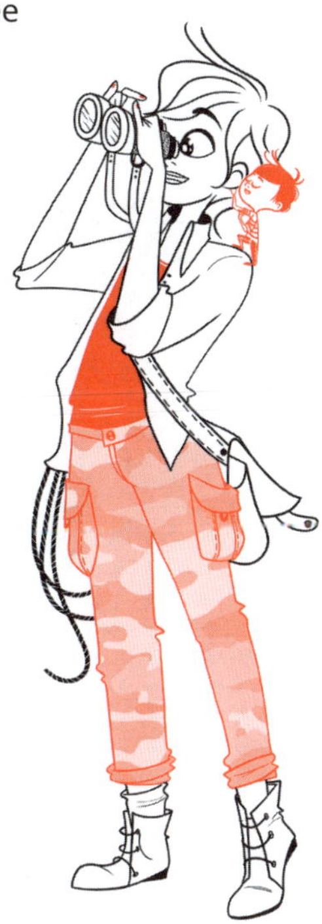

Ce challenge vous invite à vivre votre quotidien tout en observant ce que vous faites. Comme si vous aviez un petit témoin sur votre épaule qui observe votre vie sans la juger. Votre petit témoin est un peu comme Jiminy Cricket® dans *Pinocchio*, il prend de la distance sur les choses et voit ce qu'on n'arrive pas forcément à voir dans le feu de l'action. Votre « Jiminy Cricket® » vous aidera à identifier les zones rouges de votre journée et vous donnera des indices pour trouver des solutions. Une chose est certaine : si sincèrement vous voulez tenir 21 jours sans râler, nous vous garantissons que vous allez devoir prendre certaines choses en main pour y arriver et puiser dans vos ressources.

Témoignage de Christine

« Quand j'ai fait le challenge, j'ai eu l'impression de devoir faire comme un grand nettoyage de printemps dans ma vie. Pour réussir à tenir 21 jours, j'ai dû dès le début, et tout au long de mon challenge, apprendre à identifier les zones rouges de mon quotidien (pour moi c'était entre autres le réveil, les départs pour l'école et le stress d'être en retard à mes rendez-vous), et choisir de ne plus subir. Pour ne plus subir, j'ai dû accepter que ce que je faisais ne marchait pas, et j'ai donc essayé de changer ma routine, jusqu'à ce que je retrouve la bonne. »

Témoignage de Florence

« J'ai eu l'impression de me transformer en « exploratrice » (en terre inconnue). Je portais sur ma vie de famille un regard nouveau, curieux et, plutôt que de râler sur une situation, j'essayais de comprendre ce qui se passait en moi. J'ai aussi eu l'impression d'être une « enquêtrice » avec l'envie joyeuse de guetter mon quotidien pour y trouver les zones à risques. Je me disais presque : "Ah, super, je râle ! J'ai donc là un indice pour savoir quoi changer dans mon quotidien." J'étais, enfin, "chercheuse" dans mon laboratoire, expérimentant des moyens nouveaux pour arriver à mes fins (rangement des cartables, départs plus sereins…) et toujours avide d'apprendre de mes échecs. »

Certains lecteurs nous disent : « J'ai essayé et cela n'a pas marché ! » Nous leur répondons que c'est souvent comme cela dans la vie, nous essayons des choses et elles ne réussissent pas forcément du premier coup. Nous avons alors le choix d'arrêter d'essayer et de retourner dans notre position de victime (râler ne marche pas non plus, mais bon), ou bien nous pouvons continuer à essayer jusqu'à ce que nous trouvions quelque chose qui fonctionne et qui change notre vie. Il arrive même que ce que nous avons mis en place, et qui marchait il y a six mois, ne marche plus maintenant. Dans ce challenge, nous apprenons aussi à être flexibles et à continuellement essayer de nouvelles choses pour nous adapter à notre famille qui évolue.

Comme le disait Albert Einstein : « L'insanité c'est de faire la même chose encore et encore et d'espérer un résultat différent. »

Ce challenge nous invite à être créatifs et à sortir de nos repères. Parfois nous avons l'impression d'avoir tout essayé, alors qu'en fait nous avons à chaque fois fait de la même manière. Une mère pourrait dire : « J'ai tout essayé pour le faire manger ! Préparer des repas sympas, rester avec lui, le menacer, lui promettre un bonbon, etc. » Toutes ces manières sont en réalité les mêmes : le forcer à manger. Et si elle essayait une nouvelle chose, par exemple le laisser ne pas manger ?

Quand nous râlons, nous faisons la même chose, encore et encore, en augmentant le volume à chaque fois et nous nous retrouvons à crier ou ruminer. Parfois nos râleries ou nos cris portent leurs fruits et les autres « obéissent », mais au final tout se fait sous pression et l'effet de nos râleries n'est absolument pas « durable ». Nous nous retrouvons tristes et déçus. Déçus de nous-mêmes et/ou déçus du manque de collaboration des autres.

ON NOUS A DIT

« Râler, c'est une plainte, un inconfort, une souffrance qui s'exprime tout fort à tort et à travers parce qu'on n'écoute pas sa petite voix intérieure qui attend patiemment de livrer sa solution. La petite voix ne se tait ni n'abandonne jamais, mais c'est seulement quand on cesse de râler, qu'on l'entend. On réalise alors qu'elle est toujours là pour nous. »

Joséphine

Ce qui est amusant, c'est que nous nous sommes rendu compte qu'à partir du moment où nous arrêtions de râler, nous avions alors accès à tout un panel d'options et d'idées pour améliorer notre quotidien, que nous ne pouvions pas imaginer avant. C'est comme si, en arrêtant de râler, nous pouvions enfin entendre la voix de Jiminy Cricket® qui nous parle et nous aide à avancer. Avant notre sagesse et nos ressources étaient noyées sous notre habitude de râler, en arrêtant de râler nous sommes invités à être créatifs, innovants et au mieux de nous-mêmes.

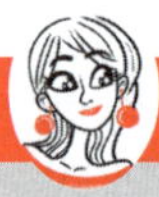

Témoignage de Christine

« Chez nous, c'est la bataille tous les soirs pour que les enfants viennent accomplir leur tour pour vider le lave-vaisselle. Finalement, c'est souvent plus simple que je le vide moi-même, plutôt que de m'acharner à ce qu'une de mes filles descende pour le faire (pourtant tout le monde semblait d'accord quand on avait mis en place les tours de service !).

Quand j'ai pris la décision de ne plus râler, je ne pouvais plus me retrouver à ruminer en bas des escaliers. J'ai choisi de monter les marches et d'avoir une conversation à cœur ouvert avec mes filles pour leur dire que je n'avais pas envie d'être la femme de ménage de la maison, mais que je préférais être une maman.

Elles avaient envie de jouer après l'école et leurs devoirs, et je pouvais le comprendre, mais moi aussi je souhaitais avoir du temps pour moi et du temps pour jouer avec elle, faire une partie de Rummikub® ou lire un livre plutôt que de gérer la logistique de la maison. Je leur ai dit : "On fait comment, alors ?" Nous devions trouver un accord car râler en bas des escaliers n'était plus une option pour moi, mais tout faire n'en était pas une non plus.

J'ai pu entendre que lorsque l'une descend pour vider le lave-vaisselle, elle interrompt finalement le jeu de tout le monde (car elles jouaient ensemble). Au bout du compte, nous sommes arrivées à la conclusion qu'elles préféraient se voir confier une tâche qu'elles puissent faire quand elles voulaient et non pas à un horaire précis (le lave-vaisselle doit être vidé avant le dîner chez nous). Je leur ai alors proposé de prendre en charge le lavage de leur propre linge. Nous avons mis en place des paniers à linge individuels et je leur ai confié la responsabilité de laver, sécher et ranger leur linge toutes les semaines. Je leur ai dit que, de temps en temps, je leur demanderais de l'aide pour le lave-vaisselle mais que ce ne serait pas sous forme de tour, juste un coup de pouce, et que les autres jours je le ferais moi-même en les laissant jouer. Elles ont tout de suite accepté, et moi j'étais ravie car je

m'étais débarrassée de la pile de linge infinie dans ma lingerie. En plus, vider le lave-vaisselle alors que j'étais en cuisine pour faire le dîner, ce n'était pas bien compliqué pour moi.
Nous avions trouvé un accord. Tout le monde était gagnant et cela fait maintenant 18 mois que nous fonctionnons comme cela. Mes filles ont 12 et 10 ans, et je suis en train d'apprendre à la petite dernière de 6 ans comment marchent les machines. Je n'aurais jamais pu trouver cette solution si j'étais restée bornée sur ma méthode des tours de lave-vaisselle et noyée sous mes râleries ! Il a fallu que j'accepte de prendre de la distance et que je découvre que j'avais des ressources. »

À vous !

À vous d'identifier les domaines de votre vie qui ont besoin d'un nettoyage de printemps :

- votre routine matinale,
- le coucher des enfants,
- les conduites,
- la logistique des courses,
- la préparation des repas,
- le ménage,
- le rangement,
- les lessives,
- la manière dont vos enfants s'adressent à vous,
- la manière dont ils se comportent entre eux,
- la place de la télévision et des jeux vidéo dans votre famille,
- la répartition des tâches,

- la qualité des moments de famille,
- la qualité des moments de couple,
- etc. (Remplissez vous-même.)

Pour chacun des domaines que vous avez identifiés, donnez-vous le temps de prendre un peu de distance et de vous demander ce que vous pouvez faire différemment pour essayer de créer un résultat différent. Prenez le temps de répondre à cette question, c'est important.
Notez vos réponses comme dans un journal.

....

....

....

Avec ce challenge, vous abandonnez la stratégie de râler pour arriver à vos fins. Du coup vous avez accès à plein d'autres ressources que vous ignoriez auparavant.

On nous oppose aussi souvent :
- « mais râler ça fait du bien, ça soulage ! Si je ne râle pas, je retiens tout, je rumine et fulmine intérieurement, et c'est encore pire car je vais finir par faire une dépression » ;
- « c'est sain de râler, ça fait tomber la pression ».

Et nous sommes bien d'accord, râler, ça soulage (même si cela ne mène à rien et qu'ensuite on s'en mord les doigts).

La grande force de ce challenge est justement de ne pas en arriver au point d'exploser pour nous soulager, de ne pas créer un effet « cocotte-minute » où nous laissons les choses dériver, les frustrations s'accumuler et la pression monter (par négligence ou par fatigue). Au contraire, nous apprenons à ne pas laisser les choses aller trop loin, nous faisons attention de ne pas en arriver au point où la goutte fait déborder le vase et de ne pas nous retrouver à exploser (car au final c'est nous qui souffrons le plus de cette situation).

Arrêter de râler ne veut pas dire tout accepter. Arrêter de râler, c'est adopter une hygiène de vie où nous traitons les problèmes au plus vite, avant qu'ils ne dérivent et ne deviennent des drames tellement nous en avons assez.

Pour arrêter de râler, nous choisissons de redresser la barre au plus vite avant que l'autre (notre enfant ou notre conjoint) n'ait accumulé tellement d'erreurs à nos yeux que nous lui adressons une longue liste de griefs. Nous parlons avec la personne concernée, sans l'accuser et même avant qu'elle ne soit mise en défaut. Nous prenons le temps de communiquer quand l'autre n'est pas encore coupable de tous nos maux (et du coup il sera beaucoup plus à même de nous écouter).

Cela paraît évident, mais ce n'est pas si simple. Nous avons tellement l'habitude de rejeter la faute sur les autres. Arrêter de râler veut dire aussi lâcher prise sur notre droit à accuser et à être victimes. Nous avons tellement l'habitude de ne pas reconnaître notre part de responsabilités dans ce qui ne va pas ! Si nous ne sommes pas entendus, c'est peut-être parce que nos demandes ne sont pas comprises, ou pas justes au regard de l'autre. Nous devons peut-être les réévaluer et chercher à les formuler autrement pour inspirer la collaboration, plutôt que de l'exiger.

Rappel

- **Arrêter de râler ne veut pas dire tout accepter, nous ne souhaitons pas vivre dans l'illusion du monde des Bisounours !**
- **Pour arriver à gérer les crises, n'oublions pas l'image de Jiminy Cricket® sur notre épaule qui nous aide à « observer » les situations dans lesquelles nous nous mettons et à nous souffler des réponses qui peuvent vraiment nous permettre d'avancer.**
- **Quand on essaie quelque chose et que cela ne marche pas, souvenons-nous que râler ne fonctionne pas non plus !**

- Acceptons d'être « parent chercheur » (voir notre bibliographie p. 217) toujours prêt à essayer des choses nouvelles jusqu'à trouver la solution.
- Adoptons une hygiène de vie où nous traitons les problèmes au plus vite avant qu'ils ne deviennent des drames et que nous explosions pour faire tomber la pression.

Savoir lâcher prise et choisir ses batailles

> « Nettoyer votre maison alors que vos enfants sont encore en train de grandir, c'est comme enlever la neige devant chez vous avant qu'il arrête de neige. »

Phyllis Diller, comédienne nommée aux Golden Globes et considérée comme une des pionnières du monologue comique

Avez-vous remarqué comme nous pouvons parfois être coincés dans nos principes ? Nous avons tellement envie de bien élever nos enfants, nous avons tellement envie que notre couple marche bien, nous avons une idée tellement précise de comment les choses « doivent » être dans notre foyer pour que tout se passe comme nous avons prévu :

- il faut que nos enfants disent bonjour et au revoir ;
- il faut que leur chambre soit rangée, leurs habits pliés dans la commode, qu'ils restent assis à table pendant tout le repas ;
- il faut qu'on nous aide pour vider le lave-vaisselle et sortir les poubelles ;
- il faut que la maison soit rangée ;
- il faut que les chaussettes ne traînent pas par terre ;
- il faut que la lunette des toilettes soit relevée ou abaissée ;
- il faut que notre conjoint nous aide pour coucher les enfants ;
- il faut que l'on fasse l'amour au moins trois fois par semaine ;
- etc.

À vous de compléter !

Nous avons une idée préconçue de ce à quoi doit ressembler une vie bien ordonnée et heureuse, et parfois nous devenons tellement bornés que nous passons notre temps à râler contre ce qui ne se passe pas comme nous l'avions prévu. Nous avons tellement peur d'être laxistes qu'en fait nous essayons de tout contrôler. Du coup, notre journée n'est plus qu'une succession de râleries.

> « Avant j'avais des principes, maintenant j'ai des enfants ! »
>
> **Auteur inconnu**

Ce challenge nous invite à identifier ce qui est vraiment important pour nous et à nous concentrer sur deux ou trois domaines de notre vie à la fois (pas plus) pour créer du changement et des améliorations. Nous choisissons aussi nos batailles et, sur le reste, nous apprenons à lâcher prise. De toute façon, c'est une illusion de croire que tout peut être parfait sur tous les plans. Ce qui compte, c'est d'avancer, de progresser et aussi de prendre le temps de profiter ! Finalement peut-être que certains domaines ne sont pas si essentiels et ne méritent pas qu'on se mette dans tous nos états, alors que d'autres semblent vraiment plus importants.

Choisissons deux ou trois batailles et refusons d'être victimes. Au contraire, prenons du recul et cherchons à puiser dans nos ressources créatives pour trouver des solutions et évoluer afin de générer plus de bien-être pour tous.

Quand ces domaines seront intégrés dans notre nouvelle harmonie familiale, alors nous pouvons nous attaquer aux autres frustrations. Mais peut-être que ce que nous avons mis en place il y a six mois devra être remis en question. Nous devons aussi être prêts à créer des ajustements.

Si vous mettez un bracelet à votre poignet et que vous vous levez demain matin en sachant que râler n'est pas une option, vous allez vite vous rendre compte qu'il y a des choses qui vous font démarrer au quart de tour. Ce sont les zones à risque pour lesquelles vous devez à tout prix essayer de faire différemment, sinon vous ne pourrez jamais réussir à ne pas râler !

Comme nous venons de le dire précédemment, arrêter de râler ne veut absolument pas dire tout accepter. Alors, choisissez vos batailles, identifiez les zones rouges de votre vie, les domaines où un réajustement est nécessaire car vos valeurs n'y sont pas respectées. Concentrez-vous sur un à trois domaines maximum et, ensuite, apprenez à lâcher prise sur le reste. Cela ne veut pas dire que vous devez abandonner l'idée d'améliorer le reste, mais vous ne pouvez pas vous attaquer à tout en même temps (c'est en essayant de le faire que vous vous retrouvez à râler toute la journée !). En plus, peut-être que certaines de ces batailles sont en fait des principes imposés par votre éducation, votre entourage ou vos croyances et que vous n'avez jamais vraiment pris le temps de les remettre en question.

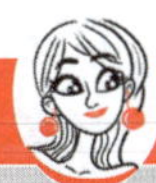

Témoignage de Christine

« Chez moi (inspirée par les pratiques de Florence dans sa maison), nous avons abandonné le pliage des vêtements dans la commode. Mes enfants ont cinq bacs : un pour les hauts, un pour les bas, un pour les pulls, un pour les pyjamas, et un pour les culottes et chaussettes. J'ai lâché prise sur le fait que les vêtements soient pliés. Par contre, j'ai mis en place une stratégie pour que mes enfants puissent plus facilement ranger eux-mêmes leurs vêtements (ça m'est égal qu'ils soient en boule dans les bacs tant qu'ils ne sont pas dans la pile infinie de linge propre dans la lingerie, ni par terre dans leur chambre). »

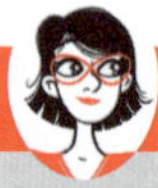

Témoignage de Florence

« J'avais comme principe qu'un repas en famille "en bonne et due forme", cela voulait dire : toute la famille rassemblée autour de la table, autour d'un bon repas, des discussions agréables entre les convives, et tout le monde qui reste à table jusqu'à la fin du repas. Je prenais donc régulièrement le temps de cuisiner des repas équilibrés et variés, j'essayais en "bonne" maîtresse de maison d'animer la conversation pour qu'elle soit riche et agréable, tout en tentant d'inculquer à mes enfants quelques bases de savoir-vivre. Et souvent, je finissais mon repas frustrée, car les enfants n'avaient pas apprécié la nourriture, notre conversation s'était réduite à un dialogue entre conjoints dérangés par le bruit des enfants, et je constatais que le savoir-vivre à table était le dernier souci de mes enfants. Je partais pleine de bonnes intentions pour ma famille et je finissais par râler contre elle.

J'ai d'abord essayé de contraindre tout le monde à respecter mon cadre : "Si, si, tu manges des légumes ! Mais attends, je parle avec ton papa ! C'est la fourchette qui monte à la bouche, et non l'inverse ! Reste assis sur ta chaise, arrête de gesticuler !" Vous imaginez mon état. J'ai alors pris le temps de discuter avec eux de la situation. Il en est ressorti que les repas leur paraissaient trop longs. Nous avons donc convenu que nous mangerions ensemble le plat principal, qu'ensuite ils pourraient aller jouer et que nous les rappellerions pour le dessert. Nos repas se vivent dorénavant en trois séquences. Premier temps tous ensemble, nous discutons sur des sujets qui concernent les enfants ; deuxième temps, les enfants quittent la table, les parents ont un temps calme et peuvent avoir des discussions d'adultes ; troisièmement, tous ensemble nous prenons un dessert avec à nouveau le plaisir d'être réunis. J'ai aussi opté pour une seule "leçon de savoir-vivre" à la fois, c'est-à-dire que je n'attends pas forcément dans le même repas que mes enfants mangent proprement, ne bougent pas sur leur chaise, et attendent que nous ayons fini une discussion pour en commencer une autre. Nos repas de famille n'ont pas la forme parfaite que j'avais souhaitée, mes enfants n'apprennent pas aussi vite que je l'avais imaginé les codes du bien-vivre à table. Pourtant, je ne reviendrais pour rien au monde en arrière, car depuis nos ajustements, nos repas de famille sont de vrais bons moments partagés. »

Arrêter de râler passe ainsi par le développement de votre « lâcher-prise » et de votre flexibilité. Il est important de ne pas confondre le « lâcher-prise » et la flexibilité avec le laxisme qui est le résultat d'une indulgence excessive et qui peut provoquer de grosses zones de chaos dans votre vie de famille. Lâcher prise, c'est choisir les choses importantes et profiter du reste, profiter de la sérénité que vous pouvez avoir dans votre vie de famille même quand tout n'est pas parfait et ordonné.

À vous !

Vous aussi, posez-vous la question. Est-ce que le pliage des vêtements, par exemple, est vraiment important pour vous ? Nous connaissons des gens pour qui l'idée des bacs pour ranger leurs vêtements est impossible à envisager, et c'est parfait ainsi. C'est à chacun de connaître ses zones de flexibilité.

Quelles sont les zones de votre discipline familiale sur lesquelles vous pouvez lâcher prise ?
Qu'est-ce qui est possible à envisager alors ?
Peut-être que cela ne vous dérange pas au fond que votre enfant parte à l'école avec un pantalon sale, peut-être que vous pouvez être prêt à lâcher prise sur la discipline des repas ou à changer vos exigences concernant l'ordre dans les chambres...
Listez ici trois choses que vous allez faire différemment et qui seront signe de votre lâcher-prise.

....

....

....

Rappel

- **Mettons en sourdine la voix de nos râleries pour pouvoir entendre la petite voix qui est toujours là, prête à nous livrer sa sagesse.**
- **Souvenons-nous des propos d'Einstein : « L'insanité consiste à faire tout le temps la même chose et espérer un résultat différent. » Refusons d'être victimes et essayons quelque chose de nouveau !**
- **Évitons l'effet « cocotte-minute » et adoptons une hygiène de vie saine qui permette de traiter les problèmes avant qu'ils ne soient devenus dramatiques.**
- **Identifions nos zones rouges et choisissons nos batailles, l'une après l'autre, en lâchant prise sur le moins important.**

Apprendre à parler pour être entendu

Quand nous râlons sur notre enfant ou sur notre conjoint, c'est souvent parce que, dans le fond, nous avons vraiment envie d'être entendus. Nous avons un besoin important qui nécessite d'être satisfait, mais nous utilisons une stratégie qui est en fait une impasse. En râlant, nous créons des situations où l'autre nous fuit, nous ignore ou se défend en nous attaquant. Nous avons déjà parlé de cela au chapitre 4 (voir p. 62), et nous vous invitons vivement à aller relire ce passage si vous en ressentez le besoin, car c'est très important de prendre conscience de l'impasse dans laquelle nous nous mettons quand nous râlons. Les personnes comme vous qui ont envie d'arrêter de râler viennent souvent nous voir avec cette question : « Je veux bien arrêter de râler, mais je fais comment alors pour me faire entendre ? » Nous l'avons déjà dit, et nous le répétons encore, arrêter de râler ne veut certainement pas dire tout accepter, il est donc important de trouver un « autre » moyen de communiquer avec les membres de notre famille.

Pour avancer sur ce chemin, nous vous invitons à développer un mode de communication qui crée et tisse du lien avec l'autre (même s'il a fait quelque chose qui ne vous plaît pas !), plutôt que de continuer à monter des murs de langage qui séparent. Cherchons à faire en sorte que le résultat de nos échanges ne soit pas comme des briques édifiant un mur qui nous sépare, mais plutôt comme une « navette » d'un métier à tisser qui crée un lien entre nous.

Ce nouveau mode de communication passe par six étapes successives qui garantissent des échanges harmonieux. Nous vous invitons à les découvrir maintenant.

SIX ÉTAPES POUR S'EXPRIMER SANS RÂLER

(INSPIRÉES DE LA COMMUNICATION NON VIOLENTE)

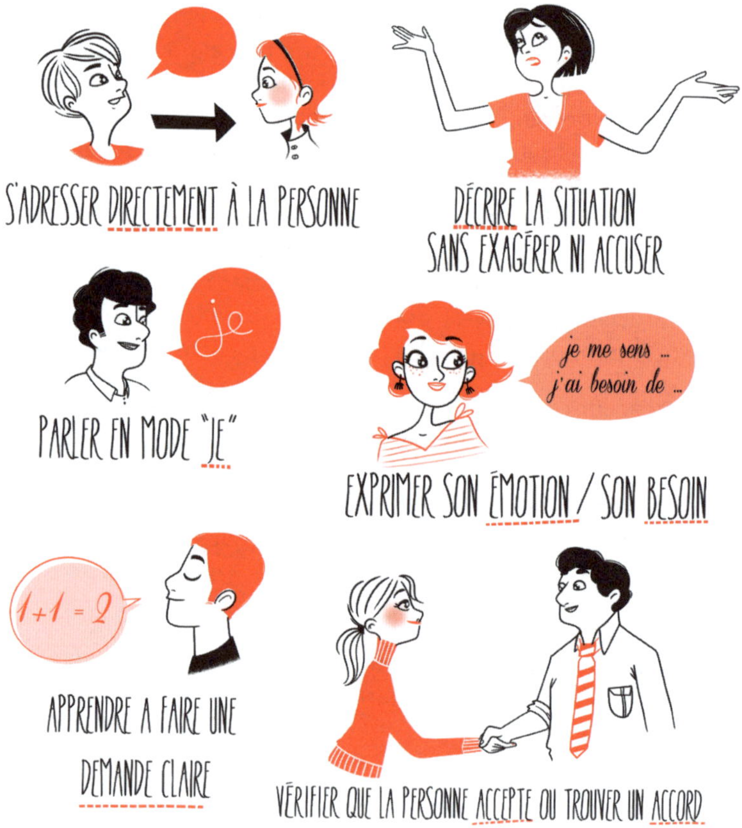
S'ADRESSER DIRECTEMENT À LA PERSONNE
DÉCRIRE LA SITUATION SANS EXAGÉRER NI ACCUSER
je
PARLER EN MODE "JE"
je me sens …
j'ai besoin de …
EXPRIMER SON ÉMOTION / SON BESOIN
1+1 = 2
APPRENDRE A FAIRE UNE DEMANDE CLAIRE
VÉRIFIER QUE LA PERSONNE ACCEPTE OU TROUVER UN ACCORD

Étape 1 : s'adresser directement à la personne concernée

Râler ne fait pas avancer les choses, et cela fait encore moins avancer les choses quand nous râlons sur quelqu'un qui n'est même pas dans la pièce. Nous faisons référence ici à toutes les fois où nous râlons à propos de notre enfant ou de notre conjoint lorsque nous sommes avec nos amis ou nos collègues. Nous ancrons de la négativité sans aucune chance de créer le moindre changement. Dans le livre *J'arrête de râler*, vous trouverez toute une partie que les lecteurs ont adorée sur les potins (ces moments où nous disons du mal de quelqu'un qui n'est pas là), et toute une réflexion sur l'importance d'avoir de l'intégrité dans nos propos. Je vous encourage vivement à aller lire ou relire ces passages.

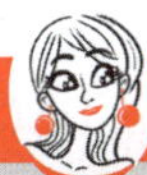

Témoignage de Christine

« À Los Angeles où je vis, j'ai rencontré un groupe de femmes qui organisent des randonnées le samedi matin à 7 heures. Toutes les semaines, quatre à six femmes se retrouvent et marchent ensemble dans les montagnes de Santa Monica en papotant. Elles ont une seule règle : "pas le droit de râler sur son conjoint". Les femmes peuvent bien sûr parler de leurs challenges et des difficultés qu'elles ressentent (et demander du soutien si besoin), mais elles ne peuvent ni être victimes ni accuser leur conjoint qui n'est pas là ! »

Si nous avons besoin d'empathie et de compassion, alors parlons de nous et de comment notre vie n'est pas simple en ce moment (sans accuser). Nous pouvons alors assumer nos émotions et nous mettre au cœur de la solution plutôt que d'être victimes de l'autre. C'est un petit changement de perspective qui peut faire toute la différence quand nous recherchons plus de sérénité dans notre vie.

De même, il nous arrive souvent de râler sur une personne qui n'est même pas dans la même pièce que nous. Nous râlons en bas des escaliers, nous ruminons dans la cuisine, nous maugréons dans la chambre de nos enfants qui, eux, sont ailleurs !

S'adresser directement à la personne concernée, cela veut dire avoir la personne en face de soi quand nous parlons de nos besoins et de nos frustrations. Cela implique parfois de se déplacer pour être dans la même pièce et avoir un contact visuel avec cette personne. Nous sommes alors dans une vraie tentative de communication. Cela semble évident et pourtant, souvent, dans la spirale du quotidien nous faisons différemment.

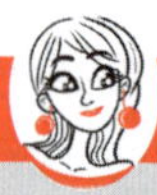

Témoignage de Christine

« Pendant des années je me suis retrouvée en bas des escaliers à "râler" sur mes enfants qui étaient en haut dans leur chambre, pour leur demander de descendre vider le lave-vaisselle, ranger leur goûter ou mettre la table ! Mon mari m'a dit plusieurs fois de me déplacer pour m'adresser à eux, mais moi je pensais que c'était eux qui étaient en tort et je ne voyais pas pourquoi, en plus, je devais monter moi-même les escaliers. Jusqu'au jour où j'ai mis un bracelet à mon poignet et je me suis dit que râler n'était plus une option envisageable dans ma famille. Ce jour-là, je me suis retrouvée obligée de monter les marches pour parler à mes enfants. Je me suis adressée à eux sans râler en face-à-face et là j'ai vu toute la différence. J'ai compris à quel point je gâchais mon énergie (et toutes mes chances de réussite) en bas des escaliers. Depuis j'ai réalisé que si je ne veux pas montrer les marches, c'est que dans le fond je n'ai pas vraiment envie de me donner les moyens d'obtenir ce que je souhaite. Je peux aussi lâcher prise et ne pas faire de demandes, mais c'est mon choix ! »

Rien de tel qu'une conversation en face-à-face à cœur ouvert pour générer de la coopération. Nous développerons davantage ce point dans la troisième partie (voir p. 178).

Étape 2 : décrire ce que je vois ou ce que je ressens sans exagérer ni accuser

Essayons d'éviter d'exagérer et d'accuser l'autre, en transformant ce qu'il a fait en véritable drame.

C'est Marshall Rosenberg, fondateur de la Communication non violente, dans son livre *Les mots sont des fenêtres, ou bien ce sont des murs* (voir notre bibliographie p. 218) qui nous présente ce concept. Nous vous encourageons vivement à lire ses ouvrages si vous voulez développer de nouveaux outils de communication.

Pour réussir le challenge d'arrêter de râler sur nos enfants {et notre conjoint}, nous pouvons commencer par décrire les situations qui ne nous conviennent pas, telles qu'elles sont, plutôt que de les dramatiser. Prenons un exemple : si votre enfant a laissé son manteau par terre, plutôt que de dire : « Cela fait cinq ans que je te demande de ranger ton manteau, j'ai perdu espoir avec toi » ou « Combien de fois vais-je devoir te demander de ranger ton manteau, c'est à croire que tu as les oreilles bouchées ? », nous pouvons décrire la situation : « Je vois un manteau par terre » ou ce que nous ressentons : « Cela me dérange car, à chaque fois que je passe, je manque de marcher dessus. »

Autre exemple : si votre conjoint vous parle sur un ton qui ne vous convient pas, plutôt que de dire : « Arrête de m'agresser comme ça ! », nous pouvons dire : « J'ai besoin qu'on me parle sur un autre ton. Si je me sens attaquée, j'ai du mal à écouter. »

À vous !

Identifiez deux ou trois propos « *exagérés* » que vous pouvez avoir tendance à dire aux membres de votre famille.

....

....

....

Pour chacun d'entre eux, faites l'exercice de *décrire* la situation uniquement telle qu'elle est.

....

....

....

Décrire ce que je vois, décrire ce que je ressens, c'est donner une chance à l'autre de faire preuve d'initiative, de réflexion, d'action ; tandis que critiquer dans l'espoir de créer un électrochoc de coopération n'amène que la soumission ou la rébellion. De même, « je vois des chaussettes qui traînent dans la salle de bains » est plus facile à entendre que « qui a encore laissé traîner ses chaussettes dans la salle de bains ? ». Notre enfant sait bien qu'il doit ramasser ses chaussettes, décrire ce que je vois lui rappelle alors son oubli. Se lancer dans un interrogatoire lui signifie son erreur, il se sent alors en tort et va donc vouloir se rebeller. Notre seul moyen de le soumettre sera de le menacer d'une punition ou de lever le ton à un point qui finalement ne nous satisfait pas. Le but est d'éviter une guerre de pouvoir stérile. Notre projet de surface, c'est que les chaussettes soient ramassées, mais notre projet profond est d'apprendre à notre enfant les codes du vivre ensemble, de l'aider à respecter son estime de soi, d'inspirer la coopération et de permettre une belle relation.

Décrire ce que vous voyez ne vous paraîtra peut-être pas efficace dans un premier temps. De nombreux lecteurs nous disent : « J'ai essayé et ça ne marche pas ! » Oui, c'est vrai, cela ne marche pas forcément du premier coup, mais lorsque nous essayons encore, nous soutenons notre projet éducatif de fond. Il faut aussi admettre que râler et punir ne marche pas non plus à chaque fois (ou en tout cas si cela marche, c'est à très court terme). Nous aurons peut-être obtenu « l'obéissance » que nous souhaitons, mais nous n'aurons pas créé la vie de famille à laquelle nous aspirons réellement. Libre à nous de choisir ce que nous voulons créer au sein de notre famille.

Étape 3 : parler en mode « je »

Lorsque nous sommes agacés et dérangés par le comportement de l'autre, nous avons le réflexe de l'accuser, de le rendre coupable de notre problème en lui déversant une série de phrases qui commencent par « tu » :

- « Tu ne fais pas attention à tes affaires ! » ;
- « Tu n'as toujours pas rangé ta chambre ! » ;
- « Tu ne fais jamais les courses ! ».

Thomas Gordon, psychologue américain, nous explique dans son livre *Parents efficaces* (voir notre bibliographie p. 218) que lorsque nous avons un problème avec le comportement d'un de nos enfants (ou avec notre conjoint), il est utile de parler en message « je ». Un message « je » commence par « je » et décrit ce que je ressens, ce que je vois :

- « Je suis agacée de voir des crayons machouillés et des stylos sans capuchons dans une trousse toute gribouillée ! » ;

- « Je me sens irritée de devoir remettre à plus tard le nettoyage des chambres car elles n'ont pas été rangées ! » ;
- « J'en ai marre de faire les courses ! ».

Quand j'ai un problème, je parle de moi en message « je ».

Parler de moi est une manière de prendre la responsabilité de mes sentiments, plutôt que de la rejeter sur les autres. Le message « je » permet de s'affirmer de manière respectueuse de soi et des autres.

Apprenons à ne pas abuser des messages « tu » qui comportent souvent un jugement et qui sont souvent accusateurs. Ces messages « tuent » le potentiel de la conversation. Pour réussir ce challenge, il est très enrichissant d'apprendre à parler en mode « je ». Apprendre à parler de soi. Nous devons apprendre à ne plus accuser l'autre, mais au contraire à l'informer de ce qui se passe en nous.

Si j'accuse l'autre avec mes « tu », il va me répondre en m'agressant (ou bien il va m'ignorer) et nous allons entrer dans une bataille de pouvoir. Si je lui parle de moi avec des messages « je », je me connecte à la sensibilité de l'autre, à son sens des responsabilités, à son envie de bien faire, à sa capacité à prendre soin du bien-être des autres.

Nous sommes donc invités à apprendre à parler un nouveau langage. Le langage où nous osons parler de nous et dire ce qui se passe en nous. Nos accusations vont se transformer :

- Tu ne comprends rien → J'aimerais tellement que tu me comprennes !
- Tu n'as vraiment aucun respect → Je suis découragée quand je viens de ranger la chambre et que je la retrouve dans cet état le lendemain !
- Vous me prenez pour la bonne ? → J'ai l'impression d'être une femme de ménage et, moi, j'ai envie d'être une femme, une maman !
- Vous n'en foutez pas une → J'ai l'impression que tout le travail que je fournis pour la famille n'est pas reconnu, et cela me blesse.
- Tu n'es jamais content → Quand je rentre du travail, on me reproche ce que je n'ai pas pu faire à la maison, et je trouve cela injuste.

- Ça ne va pas de me parler sur ce ton, pour qui tu te prends → Je suis blessée quand on me parle sur ce ton. Ou Le ton de cette conversation ne me convient pas, je me sens agressée.

Au lieu d'attaquer l'autre et de rentrer dans un mode « j'ai raison, tu as tort », nous apprenons à lui communiquer nos sentiments. En faisant cela, nous évitons le risque de la contre-attaque et nous invitons l'autre à développer sa compassion.

Alors que le « tu » sépare et fige le dialogue (quand il n'est pas rompu), le « je » nous permet de créer du lien et de nourrir la relation (car obtenir ce que nous voulons sous la menace ne nous satisfait pas vraiment au fond !).

Prenons un exemple de scénario : vous êtes à la maison avec votre enfant que vous êtes allé chercher à la garderie à 17 h 30. C'est jeudi et ce soir vous avez votre cours de sport à 19 h 30. Votre conjoint arrive à 19 h 40 avec plus de quarante minutes de retard. Vous êtes en rage, cela fait vingt minutes que vous bouillonnez. Votre enfant voulait que vous lui lisiez l'histoire du soir, mais vos yeux étaient rivés sur votre montre, votre téléphone et la porte qui ne s'ouvrait pas.

Le premier réflexe serait de dire : « Tu aurais pu m'appeler quand même (reproche), tu as plus de quarante minutes de retard. Maintenant ça ne sert à rien que j'y aille. Tu savais bien que j'avais mon cours ce soir », ou pire encore : « Tu t'en fous en fait. Ton boulot est toujours plus important. Le téléphone, tu connais pas (sarcasme) ? Je te préviens, c'est la dernière fois que je rate mon cours, la prochaine fois... (menace). »

Mais vous pouvez essayer : « Quand je vois que tu arrives avec quarante minutes de retard sans me prévenir (je décris la situation sans l'exagérer), je suis extrêmement en colère (je fais part de mes émotions, même négatives). Ce cours est vraiment important pour moi, j'en ai vraiment besoin pour être en forme et me soulager de mon stress de la semaine. Là tout de suite, j'ai l'impression que je ne compte pas à tes yeux et cela me rend triste. J'ai besoin de savoir que tu me soutiens. »

Il est vrai que parfois nous sommes tellement en colère, ou désappointés, que nous ne trouvons pas les mots justes. Nous pouvons dire alors : « Cette situation me met en colère et je souhaite en reparler avec toi lorsque je serai calmé. »

Lorsque je parle de moi, l'autre ne se sent pas accusé. Il peut même se sentir digne, car nous lui signifions que nous avons confiance en sa capacité d'empathie.

Étape 4 : exprimer le besoin qui n'est pas satisfait

Dans l'exemple précédent, le besoin non satisfait est de pouvoir compter sur l'autre et d'être prévenu en cas d'imprévu. Il faut savoir que nos besoins non satisfaits sont la raison pour laquelle nous râlons, alors prenons le temps de les identifier et de les communiquer. Cela facilitera grandement les relations. Malheureusement, nous perdons souvent le contact avec la réalité de nos besoins. Nous restons en surface au niveau de la frustration et nous attaquons l'autre.

Nous pouvons nous contenter de dire : « J'ai besoin d'être à l'heure à mon cours », alors qu'en fait ce qui nous fait vraiment mal, c'est l'impression de ne pas être soutenus. Nous pouvons dire : « Je n'en peux plus du bazar », alors qu'en fait ce n'est pas le bazar en soi qui nous rend fous, c'est le fait que les membres de la famille comptent sur nous pour le ranger ! Apprenons alors à dire : « J'ai besoin de me sentir soutenu » ou « j'ai besoin de ne pas être la femme de ménage », ou encore « je trouve cela injuste que ce soit moi qui fasse cela seul, j'ai besoin de votre aide ».

Étape 5 : apprendre à faire une demande claire

C'est en faisant une demande claire (en commençant, par exemple, par « la prochaine fois, est-ce qu'il sera possible de... ») que nous plantons la graine du progrès et du changement. Il est important en effet de prendre le temps de définir clairement et simplement nos attentes. Il faut pour cela apprendre à être assez précis dans nos demandes.

Par exemple, demander à l'autre de nous « respecter » n'est pas suffisamment explicite. De quoi avons-nous besoin pour nous sentir respectés ? Il s'agit ici de définir l'action concrète que l'autre peut faire pour satisfaire notre besoin. Ceci est tout particulièrement important dans la vie de couple, où souvent nous pensons que l'autre, parce qu'il nous aime, devrait « deviner » nos besoins et lire dans nos pensées.

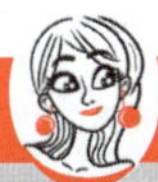

Témoignage de Christine

« Je me souviens d'un jour pendant mon challenge "21 jours en robe" (www.21daysindresses.com) où nous allions à un grand pique-nique avec la communauté française de Los Angeles, "le pique-nique des chefs". Ce jour-là, j'étais dans la voiture et mon mari conduisait. J'avais vraiment envie qu'il me complimente sur ma féminité. Faire ce challenge de porter une robe tous les jours pendant 21 jours me faisait sortir de ma zone de confort, moi qui étais tout le temps en pantalon avant, et j'avais envie que mon mari remarque la différence. Je commençais à trouver que les robes m'allaient bien et j'avais envie qu'il me le dise. Toujours dans la voiture, j'avais un nœud au ventre car les compliments ne venaient pas. J'étais mal à l'aise. J'ai passé tout le trajet à me dire en silence : "Va-t-il me dire quelque chose ?" Je lui ai lancé quelques perches mais il n'a rien vu, son attention était ailleurs.

Cela me rendait triste car mon besoin n'était pas satisfait. Je commençais à ruminer et une part de moi était tentée de l'accuser de son manque d'attention. J'ai aussi compris qu'il ne pouvait pas deviner ce qui était dans ma tête. Alors, au final, j'ai osé demander ce que je voulais. Je lui ai dit : "Mon chéri, aujourd'hui j'ai besoin de compliments. Je ne veux pas que tu te forces à quoi que ce soit, évidemment, car j'ai besoin d'avoir confiance en l'authenticité de ce que tu me dis, mais si par hasard dans la journée tu me trouves jolie, est-ce que tu peux ne pas oublier de me le dire ! Je me sens un peu nulle de te dire cela, mais vraiment cela me ferait du bien." Et voilà c'était dit ! Mon mari m'a regardée un peu surpris, c'est vrai, mais finalement il a compris que je lui donnais les clés pour me rendre heureuse ce jour-là. »

Moi, Christine, je dédie ce témoignage spécialement aux amoureux : quand vous trouvez votre conjoint beau ou belle, surtout ne le gardez pas pour vous. Utilisez vos mots précieux pour le lui dire !

Revenons à l'exemple précédent du conjoint qui arrive en retard. Afin de faire notre demande, nous pourrions poursuivre la conversation en disant : « La prochaine fois, j'ai besoin que tu me préviennes si tu pars en retard du bureau. Est-ce que c'est possible ? »

De même, si le soir vous avez besoin d'aide après le dîner pour ranger la cuisine, vous pouvez dire : « J'ai besoin que tout le monde aide à ranger la cuisine avant que nous vaquions tous à nos occupations pour la soirée. La cuisine sera rangée quand nous aurons débarrassé tout ce qui est sur la table, quand l'éponge sera passée sur la table et le comptoir, quand la vaisselle des plats sera faite et que le balai sera passé dans la cuisine. Est-ce que cela vous convient ? Qui veut faire quoi ? »

Étape 6 : vérifier que la personne accepte, ou trouver un accord

Attention, vous remarquerez que dans les exemples précédents nous prenons le temps de vérifier que la personne accepte. Et si elle n'accepte pas, nous pouvons essayer de comprendre son point de vue (qui est finalement aussi valide que le nôtre, même si parfois c'est très difficile à accepter) et chercher un accord avec elle. C'est vraiment une étape importante de ce processus de communication. Il est tout à fait possible que « l'autre » ne puisse pas satisfaire notre demande (de la même manière que parfois nous ne pouvons pas satisfaire les demandes des autres).

Nos demandes ne sont pas des ordres et si nous nous surprenons à les transformer en ordre, alors il est important de changer notre perspective car les ordres risquent de provoquer de la rébellion (qui aime recevoir des ordres ?). Dans ce cas, il ne s'agit pas de baisser les bras (ou de s'énerver) mais plutôt de chercher à trouver un accord. On peut alors essayer d'écouter et de comprendre pourquoi l'autre ne peut pas satisfaire notre demande.

Notre besoin est important mais les autres ne sont pas des marionnettes qui « obéissent » forcément à nos demandes. Comment notre besoin peut-il être satisfait d'une autre manière que celle à laquelle nous avons pensé ? Comment trouver une solution qui puisse satisfaire tout le monde ? Parfois vous n'auriez jamais pu penser vous-même à la solution, mais au final elle fonctionne et, comme votre interlocuteur en est à l'origine, alors il est plus à même de la respecter (voir le témoignage de Christine p. 113).

Finalement, une des grandes leçons fort encourageantes de ce challenge, c'est qu'en arrêtant de râler, nous avons accès à une merveilleuse boîte à idées nouvelles et créatives dans laquelle nous ne pouvions pas puiser avant car nous étions bornés et limités par notre unique point de vue, et coincés dans l'impasse de nos râleries.

Pour conclure, rappelez-vous qu'il est plus facile de coopérer avec quelqu'un qui parle de ses sentiments et qui fait une demande claire, qu'avec quelqu'un qui vient avec une longue liste de reproches accusateurs. Imaginez qu'au boulot vous avez oublié de faire quelque chose d'important, comment auriez-vous besoin qu'on vous le signifie ? Eh bien c'est valable à la maison aussi !

Beaucoup de parents viennent nous voir pour nous dire, en effet, qu'ils souffrent du manque de collaboration dans la famille. Et c'est vrai que ce n'est pas toujours simple quand nous avons l'impression que les autres ne mettent aucune bonne volonté pour nous aider. Et pourtant, nous devons prendre conscience que quand nous râlons, accusons et imposons, cette attitude a très peu de chances de générer de la collaboration durable. Pour que les autres collaborent, il faut qu'ils en aient envie. Il faut que cela leur semble juste. Il faut qu'ils puissent sentir qu'ils ont un intérêt à le faire au-delà de l'effort du moment et au-delà du simple fait d'éviter la punition.

Ce livre a pour ambition de vous aider à inspirer les membres de votre famille à construire un quotidien plus agréable.

Rappel

Quand vous exprimez votre opinion en râlant (pour ne pas vous laisser faire), vous essayez de satisfaire un de vos besoins précieux mais vous utilisez une stratégie (la râlerie) qui ne peut pas porter ses fruits. Par contre, arrêter de râler ne veut absolument pas dire tout accepter, bien au contraire. Vous pouvez tout à fait poser une limite :

- **en vous adressant directement à la personne concernée ;**
- **en décrivant la situation qui ne vous convient pas telle qu'elle est, sans l'exagérer ;**
- **en parlant en mode « je » (et sans utiliser le « tu » accusateur qui « tue » le potentiel de la conversation) ;**
- **en exprimant le besoin qui n'est pas satisfait ;**
- **en faisant une demande claire (la prochaine fois, est-ce qu'il sera possible de...) ;**
- **en vérifiant que la personne accepte. Et si elle n'accepte pas alors vous pouvez essayer de comprendre son point de vue (qui est finalement aussi valide que le vôtre) et chercher un accord avec elle.**

Semer de la bienveillance

Si vous êtes en train de lire ce livre et si nous avons mis tant de passion à l'écrire, c'est parce que nous avons tous le même désir. Du plus profond de notre cœur, nous avons envie de plus de bonheurs avec les personnes qui comptent le plus dans notre vie : les membres de notre famille. Nous voulons vivre tout le potentiel merveilleux de ce lien familial. Nous voulons sincèrement que notre conjoint et que chacun de nos enfants soient heureux et épanouis. Nous voulons leur apporter du soutien, de l'aide, des encouragements. Nous voulons les aider à réaliser leur vie. Nous voulons être un vrai partenaire pour ces personnes que nous aimons tant et pourtant, souvent dans les détails de notre quotidien (qui au final fait la réalité de notre vie), nous éprouvons des difficultés. Dans la spirale des trop nombreuses choses que nous avons à faire et à gérer dans notre journée, nous nous laissons envahir par les frustrations. Nous manquons de patience, de tolérance et de bienveillance et, à la fin de notre journée, nous n'avons pas réussi à être la personne que nous voulions être pour eux. Ce challenge nous invite pendant 21 jours à arrêter de râler sur les membres de notre famille et, au contraire, à mettre de la bienveillance au cœur de notre quotidien pour que petit à petit nous puissions complètement transformer le rapport que nous avons les uns avec les autres.

La bienveillance, c'est veiller au bien des personnes qui nous entourent, mais aussi à nous-mêmes. Elle se présente comme une disposition favorable envers soi et les membres de notre famille, mais aussi comme une capacité à se remettre en question pour résoudre les problèmes et contribuer à plus de bien-être.

En développant notre bienveillance, nous apprenons à accueillir l'autre tel qu'il est, sans le juger. Nous prenons conscience que notre point de vue n'est pas la vérité et nous nous ouvrons au point de vue de l'autre. Nous apprenons à développer notre empathie, à comprendre ce qui se passe dans la réalité de l'autre, à se mettre à sa place. La bienveillance, c'est aussi être capable de lâcher prise et oser se remettre en question pour parvenir à contribuer au bien-être de chacun. C'est parvenir à réviser nos demandes car nous comprenons mieux les besoins de l'autre.

Un bon moyen de développer notre empathie et notre bienveillance est de commencer par apprendre à détecter l'état émotionnel de l'autre. Est-il fatigué, déçu, triste… Mais c'est aussi apprendre à détecter notre propre état émotionnel (comment je me sens). C'est assez fascinant de voir à quel point nous nous posons rarement cette question « vraiment ». Nous allons répondre à la va-vite « je suis fatiguée », mais plus par automatisme sans avoir vraiment fait le point avec nous-mêmes. Et c'est pareil avec les membres de notre famille. Nous allons leur demander « comment vas-tu ? », mais nous ne nous attendons pas à une vraie réponse qui reflète vraiment leur état émotionnel. Finalement, nous essayons souvent d'éviter ce genre de conversation et nous en restons aux généralités, avec des réponses automatiques. Pourtant ne pensez-vous pas que cela pourrait être important d'avoir une idée de l'état émotionnel de chacun quand nous nous retrouvons pour passer la soirée ensemble ?

Une fois que nous savons que l'autre est triste, perturbé par un souci, ou en colère… nous pouvons l'aider (et nous aider nous-mêmes) pour trouver plus de bien-être ensemble. Est-ce qu'il a besoin d'être entendu, est-ce qu'il a besoin de silence, besoin d'un câlin, besoin de faire une activité pour se changer les idées ?

Qu'est-ce que nous pouvons faire pour contribuer au bien-être des personnes qui habitent notre maison ? Quand nous arrivons à nous demander cela, nous sommes dans la bienveillance et nous pouvons créer des liens précieux avec notre entourage le plus proche.

Prenons un exemple de scénario : vous annoncez à votre enfant que demain matin vous ne pourrez pas le déposer à l'école, alors vous vous êtes organisé pour que la voisine l'emmène. Votre enfant fait une crise parce que votre arrangement ne lui plaît pas. Il pleure, il crie (ou il fait la tête). Vous pourriez lui dire sur un ton agacé : « Écoute, franchement, je fais ce que je peux, tu pourrais faire un effort quand même, ce n'est pas si terrible que ça. » Ou bien vous pourriez avoir une approche bienveillante et essayer de chercher à comprendre ce que vit votre enfant en disant : « Je vois que cela ne te plaît pas, qu'est-ce qui se passe, tu as peur ? »

Si vous faites un pas pour essayer de comprendre ce que vit votre enfant, il va pouvoir s'ouvrir à vous et vous dire ce qu'il ressent. Peut-être qu'il n'aime pas la voisine car son fils est toujours rivé sur son jeu vidéo dans la voiture et fait comme s'il n'était pas là par exemple ? Dans ce cas, vous pouvez chercher avec votre enfant ce qui pourrait augmenter son bien-être. Peut-être que demain il pourra mettre dans son sac une BD qu'il pourra lire pendant le trajet ? En adoptant ce genre d'approche, vous devenez le complice de votre enfant pour l'aider à s'adapter à la vie.

> « La bienveillance est le langage qu'un sourd peut entendre et qu'un aveugle peut voir. »
>
> **Mark Twain**

La bienveillance est quelque chose que nous voulons tous donner à nos enfants et pourtant parfois nous ne nous sentons pas « inspirés » parce que nous avons l'impression que notre propre réservoir de bienveillance est vide. Nous avons l'impression que les autres n'ont rien à faire de notre état émotionnel et de ce dont nous avons besoin pour être heureux. Nous voudrions tellement que les autres soient plus attentionnés et parfois nous avons tendance à le leur réclamer en râlant !

Dans ce challenge, il y a une grande vérité qui revient tout le temps : « Soyons le changement que nous voulons voir dans notre vie ! » Si nous voulons plus de bienveillance dans nos familles, il faut d'abord commencer par en semer davantage. Imaginons que notre vie de famille soit comme un jardin potager, ce serait une illusion de croire qu'en plantant des carottes nous puissions voir pousser des radis. C'est une évidence. Et pourtant, avez-vous remarqué comment nous demandons aux enfants de se calmer en hurlant, ou comment, en râlant, nous leur demandons de la coopération ?

Si nous voulons du calme, il faut planter du calme. Nous pouvons mettre de la musique classique dans la cuisine et parler avec une voix douce et agréable. Si nous voulons de la coopération, il faut planter de la coopération. Quand j'aide mon enfant à faire son piano ou quand j'aide mon conjoint à résoudre un problème administratif, je vais récolter ensuite de la coopération de leur part (si je râle pour qu'on vienne m'aider, je récolte ce que je sème aussi !).

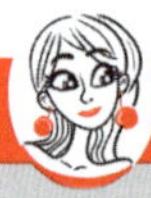

Témoignage de Christine

« J'ai vraiment pris conscience en faisant ce challenge d'une évidence : la coopération doit être partagée et ne peut pas être imposée ! Si j'impose à mon enfant de m'aider, je ne crée pas de la coopération, je crée de la soumission. Si je cultive la coopération, petit à petit, je développe une culture de bienveillance où les uns sont inspirés à prendre soin des besoins des autres. Je nourris alors mon vrai projet d'éducation. »

Et si nous commencions par semer ce que nous voulons récolter dans nos familles ?

À vous !

Et vous, comment pourriez-vous semer plus de bienveillance dans votre famille, dans votre couple ?
Quelles sont les actions tangibles que vous pouvez poser cette semaine pour planter les graines de ce que vous aimeriez récolter ?

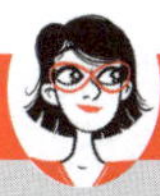

Témoignage de Florence

« Je me souviens que l'on m'avait expliqué que les enfants ont une grande capacité d'imitation, et que si je souhaitais les entendre dire "merci" ou "s'il te plaît", le meilleur moyen était de le dire moi-même, plutôt que de leur réclamer. Et c'est ce que j'ai fait. J'ai veillé à bien leur dire "merci" et "s'il te plaît", plutôt que de leur réclamer sous forme de chantage ou de menace. »

La bienveillance nécessite de prendre un peu de recul par rapport aux faits et mobilise notre capacité à choisir notre réponse plutôt qu'à nous laisser embarquer dans une réaction que nous n'avons pas vraiment choisie et qui ne contribue en rien au bien-être durable de notre famille.

Parfois, dix secondes peuvent faire toute la différence. Être capable de faire une pause de dix secondes quand nous sentons une frustration monter en nous et prendre un tout petit peu de distance vis-à-vis de la situation peut nous permettre de la voir telle qu'elle est. Nous pouvons alors choisir notre réponse plutôt que de nous laisser emballer par une réaction qui sera sûrement plus virulente et moins bienveillante que ce qu'on aimerait vraiment.

Plutôt que de « réagir », d'avoir des propos hâtifs et de « casser » l'autre de manière un peu trop brutale, nous pouvons intérieurement nous demander : « qu'est-ce qui m'agace ici ? », « qu'est-ce que je peux faire qui pourra générer du changement ? », « de quoi ai-je besoin, de quoi l'autre a besoin ? ». Le fait de choisir notre réponse plutôt que d'avoir une simple réaction devient alors un acte de liberté et de bienveillance. Cela engendre beaucoup plus de pouvoir que de se positionner en victime ou d'accuser l'autre.

À vous !

Observez votre famille et les personnes qui vous entourent.
Pouvez-vous identifier certaines « réactions » que vous, votre conjoint ou vos enfants avez pu adopter ces derniers jours ?
Quelles sont, selon vous, les possibles conséquences de chacune de ces réactions ?
Quelles réponses « choisies » pouvez-vous faire qui vous semblent plus bénéfiques ?

....

....

....

Rappel

- La bienveillance se présente comme une disposition favorable envers soi et les membres de notre famille. C'est aussi une capacité à se remettre en question pour résoudre les problèmes et contribuer à plus de bien-être.
- Pour développer la bienveillance, nous pouvons apprendre à détecter l'état émotionnel de l'autre. Est-il fatigué, déçu, triste... Mais aussi apprendre à détecter notre propre état émotionnel (comment je me sens ?).
- Une fois que nous savons que l'autre est triste, perturbé ou en colère... nous pouvons ensuite l'aider (et nous aider nous-mêmes) pour trouver plus de bien-être ensemble.
- Si nous voulons plus de bienveillance dans nos familles, il faut d'abord commencer par en semer davantage. Imaginons que notre vie de famille soit comme un jardin potager, ce serait une illusion de croire qu'en plantant des carottes nous puissions voir pousser des radis !
- Apprenons à choisir notre réponse plutôt que de nous laisser entraîner par une réaction qui sera sûrement plus virulente et moins bienveillante que ce qu'on souhaiterait vraiment.

Apprendre à célébrer ce qui va bien

Si vous avez lu le premier livre *J'arrête de râler* ou si vous suivez le blog www.jarretederaler, vous savez à quel point il est important de remplacer nos mots de râlerie par des mots de célébration.

Pourquoi célébrer ?

Moi, Christine, je dis souvent que râler, c'est utiliser nos mots pour ancrer nos frustrations dans notre quotidien et que célébrer, c'est utiliser nos mots pour ancrer nos joies dans notre vie.

Ici, nous voulons vous inviter à transformer les petites choses qui vont bien en fête plutôt que nos petits problèmes en drame. C'est facile à dire et pourtant nous pouvons vous assurer que ce n'est pas toujours si facile à faire. Nous n'avons tellement pas l'habitude de célébrer que, souvent, quand nous essayons, nous n'y arrivons pas, nous ne trouvons pas quoi célébrer ou bien tout simplement nous oublions !

Quand nous commençons le challenge, nous essayons de supprimer les râleries et nous nous retrouvons avec de grands blancs dans nos conversations car nous ne savons pas de quoi parler dorénavant ! Nous avons tellement l'habitude de voir ce qui ne va pas que nous n'arrivons plus à voir ce qui va bien et tout ce que les autres font pour contribuer à notre bien-être. Les frustrations prennent toute la place.

Il est urgent de prendre conscience que célébrer n'est pas une frivolité. La célébration, c'est choisir de garder et de faire grandir ce qui rend notre vie belle. Célébrer, c'est allumer le radar de tous ces petits moments précieux qui traversent notre journée et allumer le spot pour les mettre en lumière. Célébrer, c'est dire ce qui va bien pour que cela ne passe pas inaperçu ! Célébrer, c'est mettre notre gratitude en mots et en actes, et lui donner la place qu'elle mérite dans notre vie.

À la fin de la journée, observez ce que vous venez de vivre et vous vous rendrez vite compte que finalement vos journées et votre vie sont une succession de conversations avec les personnes qui vous entourent. Les conversations avec vos enfants et votre conjoint au réveil, la conversation avec votre voisin, les mots que vous avez échangés avec les personnes dans la rue, dans les magasins, sur le quai du train, les conversations que vous avez eues avec vos collègues de travail et vos amis. À la fin de la journée, votre vie c'est une addition de toutes ces conversations (sans compter les conversations incessantes que vous avez avec vous-même dans votre tête !). En célébrant, nous avons le pouvoir de changer ces conversations et de leur donner une toute nouvelle direction.

Nous pouvons ancrer la vie que nous voulons dans nos mots !

C'est pour cela qu'en novembre 2012, à l'occasion de la journée de la gentillesse, moi, Christine, j'ai décidé de lancer le challenge « 21 jours pour célébrer » sur la page Facebook de *J'arrête de râler* (venez rejoindre cette belle communauté). Au moment d'écrire ce livre, nous avons demandé aux participants pourquoi ils avaient voulu investir de leur temps et de leur énergie pour faire ce challenge et célébrer pendant 21 jours. Voici quelques réponses que nous avons reçues.

ON NOUS A DIT

« C'est une manière positive de se concentrer sur ce qui va bien au lieu de penser à arrêter de râler. »

Clémence

« Ce qui m'a motivée, c'est l'approche de mes 40 ans. Je me suis rendu compte que je ne voyais plus les petits plaisirs de ma vie mais seulement les contraintes d'une vie trop active avec trois enfants ! »

Tamara

« J'ai eu envie de voir les choses positives et agréables qui remplissent notre quotidien et que nous ne voyons plus, tant nous gaspillons notre énergie à râler. Se dire qu'on n'est pas seul à le faire, avoir le sentiment d'appartenir à une communauté qui militerait en faveur du positif et surtout prendre le temps de se poser pour le faire. »

Isabelle

« Depuis que j'ai commencé ce challenge, je me sens soutenue par toutes les belles célébrations que chacune partage. Je me dis : "Et si moi aussi je célébrais ma famille comme ces femmes savent le faire ?" Depuis près d'une semaine je n'ai râlé qu'une seule fois, je suis très contente. Et le clou, c'est que ma famille m'a dit tout le week-end que j'avais bonne mine et que j'étais radieuse. Pour moi, c'est déjà grandement réussi car je me sens bien et fière. Merci à vous toutes, merci à cette communauté que nous formons. »

Ingrid

Tous ces témoignages sont touchants car ils nous montrent à quel point nous avons tous envie de profiter de notre vie et de la savourer. Nous découvrons que toute la saveur de notre vie est là, devant nous, si seulement nous parvenions à la voir au milieu du chaos. Apprendre à remplacer nos râleries par des mots de célébration dans nos conversations est une pratique extrêmement puissante pour transformer nos vies. Nous vous invitons vivement à essayer.

Renforcer notre intention par une pratique

Ce que nous remarquons, c'est qu'il ne suffit pas d'avoir « l'intention » de célébrer pour réussir à le faire, surtout quand on n'a pas l'habitude. Pour nous éviter d'oublier et de nous laisser prendre par la spirale du quotidien (et nous retrouver le soir dans notre lit à nous dire : « Zut, j'ai oublié de célébrer aujourd'hui ! »), nous vous invitons à créer un temps de célébration dans vos familles, comme un rendez-vous quotidien, une pratique.

Nous avons cherché dans le dictionnaire Larousse la définition du mot « pratique » et nous avons trouvé : « qui s'intéresse ou est relatif à l'application d'une discipline, d'une connaissance, ou qui vise directement à l'action concrète, par opposition à "théorique" ».

En effet, la célébration en théorie ne vous servira pas à grand-chose pour améliorer votre bien-être familial. Il est important de chercher une application pratique de ce concept et de voir comment vous pouvez l'intégrer à votre quotidien (déjà bien rempli !). Cela peut être au petit-déjeuner où nous célébrons ce que la journée nous réserve de beau aujourd'hui (nous plantons à l'avance les graines de ce que nous voulons récolter aujourd'hui), ou bien au dîner où nous faisons la récolte des surprises et réjouissances que la vie nous a offertes (la récolte des pépites du jour !).

Pendant ce temps privilégié, nous vous invitons à respecter le temps de parole de chacun et à essayer de ne pas interrompre la personne qui célèbre. Dans nos familles, nous utilisons parfois un joli caillou que tient la personne qui prend la parole. Nous pouvons aussi, si nous sommes d'humeur festive, allumer une bougie de la célébration (mais le plus souvent, nous faisons plus simple dans le flot du quotidien !). C'est vraiment un moment merveilleux pour partager et échanger sur nos vies respectives.

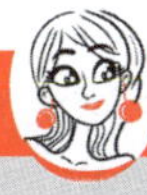

Témoignage de Christine

« Chez nous, cela fait maintenant plus de deux ans que nous célébrons le soir au dîner. Les enfants aiment beaucoup et, si nous oublions, ce sont souvent eux qui nous rappellent à l'ordre. Ils s'assoient à table et au bout de quelques minutes il y en a souvent un qui dit : "J'ai quelque chose à célébrer !" Évidemment, il arrive que nous parlions aussi de ce qui n'était pas bien et, du coup, c'est l'occasion de suivre un peu la journée de chacun. Au début, mon mari était un peu réticent, mais au final, il s'y est mis et c'est souvent lui maintenant qui provoque les apéros célébrations dès que nous avons une petite occasion ! La célébration c'est un moyen tellement simple de retrouver de la joie de vivre dans nos familles ! »

Sachez que célébrer pourra vous sembler difficile au début et surtout bizarre ! C'est une chose que de vivre la gratitude ou de la sentir, mais c'en est une autre que de la partager dans nos conversations.

Nous sommes entourés de personnes qui râlent, alors finalement amener la célébration dans nos conversations, c'est un peu comme apprendre une langue étrangère. Au début nous avons l'impression d'être « différents », nous avons peur de ce que les autres vont penser car nous ne parlons pas une langue qu'ils ont l'habitude d'entendre. Alors nous pouvons avoir tendance à ne pas « oser » célébrer ! Quel dommage. Nous voulons tous plus de célébration dans nos vies mais le changement doit commencer par nous. Arrêtons cette petite voix dans notre tête qui dit « chez moi, ce n'est pas possible », « mon conjoint ne voudra jamais jouer le jeu », « mes enfants ne vont pas comprendre pourquoi célébrer », etc. Encore une fois, nous voulons revenir sur la grande vérité de Gandhi : « Soyez le changement que vous voulez voir dans ce monde. »

Si vous pensez que célébrer peut transformer votre vie de famille et votre vie entière, alors n'attendez pas qu'on vous donne la permission de le faire ou que les autres le fassent avant vous. Apprenez cette nouvelle langue à votre entourage en la pratiquant vous-même. Arrêtons d'être suiveurs et devenons les créateurs de notre présent et de notre futur. Soyons les pionniers qui se lancent et qui osent provoquer ces conversations pour petit à petit changer la culture de nos familles (et ensuite de nos sociétés !). Changeons le message qui circule dans notre foyer. Imaginez l'impact que cela peut avoir sur votre vie mais aussi sur la vie de vos enfants, qui eux ensuite deviendront adultes et parents. Célébrer n'est pas une frivolité, c'est surtout une des plus belles compétences que nous pouvons transmettre à nos enfants.

À vous !

Quelle pratique avez-vous envie de mettre en place dans votre vie de famille pour mettre la célébration au cœur de vos conversations ?

Rappel

- Râler, c'est utiliser nos mots pour ancrer nos frustrations dans notre quotidien. Célébrer, c'est utiliser nos mots pour ancrer nos joies dans notre vie.
- Transformons les petites choses qui vont bien en fête plutôt que nos petits problèmes en drame.
- Vos journées et votre vie sont une succession de conversations avec les personnes qui vous entourent. En célébrant, nous avons le pouvoir de changer ces conversations et de leur donner une toute nouvelle direction.
- Nous pouvons ancrer la vie que nous voulons dans nos mots !
- Il ne suffit pas d'avoir « l'intention » de célébrer pour réussir à le faire, surtout quand on n'a pas l'habitude.
- Créons une « pratique », un temps de célébration dans nos familles, comme un rendez-vous quotidien.
- Respectons le temps de parole de chacun et essayons de ne pas interrompre la personne qui célèbre.
- Si vous pensez que célébrer peut transformer votre vie de famille et votre vie entière, alors n'attendez pas qu'on vous donne la permission de le faire ou que les autres le fassent avant vous. Apprenez cette nouvelle langue à votre entourage en la pratiquant vous-même.

Reconnaître et encourager les bons comportements

Nous vous avons parlé précédemment de l'importance de semer la bienveillance dans votre famille pour pouvoir la récolter, de célébrer ce qui va bien dans votre vie et dans votre famille et d'honorer les moments heureux de votre journée en les plaçant au cœur de vos conversations et de votre pratique quotidienne (voir p. 117, 123). Maintenant nous voulons vous parler de l'importance de porter votre attention sur les efforts de chacun dans votre famille. En effet, n'attendez pas que tout soit parfait pour encourager les bons comportements.

Dans la vie, rien n'est parfait, il y a (et il y aura toujours) des choses ou des situations qui ne se passent pas exactement comme vous voudriez. Pourtant il est important de reconnaître chaque jour les efforts fournis par chacun pour contribuer à la vie familiale. Il est vraiment primordial de les remarquer. Ces efforts sont parfois petits (trop petits à nos yeux), mais ils sont là et si nous ne les reconnaissons pas, ils risquent de disparaître ou, pire encore, les membres de notre famille adopteront des comportements négatifs pour recevoir l'attention dont ils ont besoin (ceci est valable pour les enfants et les adultes de la maison !). Il est vrai que souvent nous ne voyons pas ce que les autres font, et que nous avons aussi souvent tendance à amplifier ce qui n'est pas fait. Nous allons exagérer et généraliser un comportement en disant par exemple : « Tu es incapable de ranger tes affaires. » Nous allons mettre des étiquettes en disant : « Sophie est toujours en retard », « Paul est bordélique », « Julie est tête en l'air », « Bastien n'est jamais là », « Raphaël perd tout », « Célestine est lente », « Estelle est maniaque », etc.

En étiquetant ainsi les membres de notre famille, nous transformons un de leurs comportements – temporaire – en un trait de caractère – permanent – (voir notre bibliographie p. 217), et il devient de plus en plus difficile de créer du changement. Notre enfant (ou notre conjoint) finit par s'identifier à l'étiquette qu'on lui colle et par aligner ses comportements pour y correspondre. Plus nous étiquetons une personne, plus la personne va finir par croire que c'est vraiment ce qu'elle est et qu'elle ne peut rien y faire. Elle va avoir tendance à se décourager et à se dire que cela ne sert à rien de chercher à être autrement. En revanche, en encourageant les comportements que nous apprécions, nous donnons une chance à l'autre de développer des qualités dont il peut être fier et qu'il peut avoir envie de nourrir.

« On ne me dit jamais quand je fais bien, alors à quoi bon ? » L'enfant (de son point de vue) fait des efforts, mais de notre côté, nous sommes tellement agacés par les choses qui ne sont toujours pas faites (ou pas faites comme nous le voudrions) que nous ne voyons même plus ce qui va dans le bon sens.

Parfois ce qui va dans le bon sens est caché par un comportement qui ne nous convient pas : par exemple, quand mon enfant obéit à ma consigne, mais qu'il le fait en pestant. Plutôt que de le reprendre sur son arrogance, je peux choisir de lui dire : « Je vois bien que cela t'agace et je te suis d'autant plus reconnaissante d'avoir entendu ma demande. » Quand l'enfant voit que nous remarquons son effort, il se sent reconnu et a alors envie de reproduire le même comportement.

Dans mes ateliers sur la communication en famille, moi, Florence, je parle très souvent de la théorie de la « frite molle » que Fitzhugh Dodson, psychologue et auteur américain, spécialiste de l'éducation, présente dans son livre *Aimer sans tout permettre* (voir notre bibliographie p. 217). L'auteur utilise une image pour nous expliquer l'importance de la reconnaissance dans la parentalité. Il explique ainsi qu'un enfant préférera une frite molle plutôt que rien du tout. Et pourtant ce n'est pas bon, une frite molle ! Ce que dit l'auteur, c'est que notre enfant préférera attirer notre attention (même de manière négative) plutôt que de ne pas avoir notre attention. Notre enfant a besoin de notre attention (des frites), et si nous ne lui donnons pas d'attention et de reconnaissance (des frites croustillantes), il va venir chercher notre attention de manière négative (des frites molles). L'un des trucs que propose Fitzhugh Dodson est d'inverser la vapeur en pointant ce que l'enfant fait de positif (même minime) et de le complimenter sur ce petit effort, sur cette qualité. L'auteur nous propose même d'aller plus loin et de tenter de faire abstraction des petites bêtises commises. En faisant cela, nous montrons à notre enfant qu'il n'a pas besoin d'adopter un comportement négatif pour exister à nos yeux. En ne relevant pas certains comportements négatifs et en mettant en lumière plutôt les comportements positifs, nous incitons notre enfant à être en quête d'attention en adoptant des comportements qui contribuent au bien-être de tous.

Pour beaucoup de parents, cette approche n'est pas naturelle car nous sommes plutôt nombreux à pointer les mauvais comportements de nos enfants, dans l'espoir qu'ils changent. C'est pour cela qu'au début cette approche demande un effort, et pourtant elle est vraiment pleine de sens.

L'idée ici est de vraiment réaliser à quel point remarquer les petits pas peut faire une énorme différence dans notre vie de famille.

Prenons un exemple de scénario : la chambre n'est pas totalement rangée, mais les Playmobil® sont dans la caisse et les livres sur l'étagère. Nous pouvons dire : « Je vois que tu as rangé tes Playmobil® dans leur caisse et les livres sur l'étagère, ça fait vraiment une différence, je trouve. Il te reste tes habits et ton bureau et tu auras une chambre toute neuve. Si tu veux, je te donne un petit coup de main. »

Autre exemple de scénario : vous arrivez dans la cuisine où votre ado, dans un élan qui lui est propre, prépare des gâteaux. L'évier est plein de vaisselle, mais certaines choses ont été lavées, nous pouvons dire : « Je vois que tu as rangé les ingrédients et passé l'éponge sur la table, il ne reste plus qu'à faire la vaisselle, et le chantier "gâteau" sera vraiment terminé ! »

La reconnaissance est un élément crucial d'une vie familiale heureuse et sereine. Quand la reconnaissance est présente, de nombreux conflits et frustrations s'évaporent. Quand elle est absente, cela crée de grosses frustrations qui peuvent aboutir à de profondes crises.

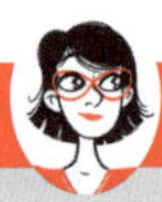

Témoignage de Florence

« Un soir mon fils revient de l'école à l'heure habituelle alors qu'il était convenu qu'il reste au cours de théâtre. Il m'annonce qu'il a oublié de faire son journal de lecture, qui est à rendre le lendemain. Je suis plutôt agacée de voir qu'il ne s'est pas organisé pour être prêt en temps et en heure, mais je ne lui en parle pas. Quelques jours plus tard, alors que je lui en fais le reproche de manière inappropriée, il me répond : "C'est vrai, maman, j'aurais dû m'organiser mieux pour faire mon travail en avance, mais j'aurais pu aussi ne pas m'en soucier et aller au théâtre tout de même." C'est vrai, mon fils, dans cette désorganisation, tu as tout de même fait preuve du sens des responsabilités, et ce n'est pas rien ! »

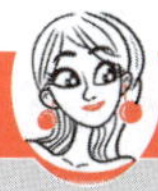

Témoignage de Christine

« Avec mon mari, j'ai la chance d'entretenir une relation sereine et pleine de respect. Pourtant, un jour, alors que mes enfants étaient petits, nous avons connu une grosse crise directement liée à notre manque respectif de reconnaissance. J'étais fatiguée à la maison avec deux enfants de 3 et 5 ans, et enceinte de la troisième. Nous n'avions pas d'école maternelle (comme en France) et mes filles étaient gardées uniquement quelques heures par semaine pour que je puisse travailler à mon cabinet de coaching. À cette époque, mon mari partait le matin à 6 heures et revenait le soir à 21 heures. Il travaillait énormément et, moi, j'avais l'impression d'être une maman seule pour élever nos enfants et gérer la maison. Un soir, alors que mon mari m'annonce qu'il allait devoir travailler une fois de plus le week-end, j'ai explosé. Je n'en pouvais plus et je trouvais que franchement cela ne pouvait plus durer. J'avais l'impression qu'il nous abandonnait, qu'il disparaissait toute la journée et que c'était à moi de tout gérer. J'avais besoin de reconnaissance et j'avais besoin d'aide. Mon mari a été profondément affecté par mes attaques et mes accusations et il m'a répondu dans un profond désarroi : "Ce n'est pas juste que tu m'attaques ainsi et que tu m'accuses de vous abandonner alors que je m'épuise à développer mon entreprise pour satisfaire les besoins de notre famille. Si je travaille autant, c'est pour vous. Pour toi et pour nos enfants." Alors que j'étais centrée sur mes propres besoins et que je mettais toute mon attention à faire l'inventaire de tout ce que je faisais, je n'arrivais pas à considérer ce que lui faisait de son côté (surtout que je ne pouvais pas voir puisqu'il n'était pas là !). Mon mari venait d'investir dans son entreprise pour nous permettre de rester vivre aux États-Unis, il était en train de développer une équipe, de recruter et il avait beaucoup de pression sur les épaules, et le soir en rentrant il trouvait une femme qui l'accusait de ne pas en faire assez. Nous avions tous les deux nos réservoirs de reconnaissance qui étaient vides, et cela créait de grosses tensions entre nous. »

Ce besoin de reconnaissance est donc valable pour les enfants mais aussi pour les adultes :

- quand votre conjoint remarque toute l'énergie que vous avez déployée pour inscrire vos enfants à leurs activités et préparer le planning des vacances ;
- quand les membres de votre famille remarquent que la cuisine est propre ;
- quand on vous dit merci pour tout le travail que vous faites pour offrir un toit à votre famille et garantir qu'il y aura toujours assez de nourriture sur la table et assez d'argent pour régler les factures ;
- quand votre enfant remarque tout le temps que vous passez à conduire chacun à ses activités.

Alors d'un coup, la contrainte devient plus légère et, puisque nos efforts sont reconnus, nous faisons les choses avec beaucoup plus de plaisir. Bien souvent, ce n'est pas faire les choses qui nous agace, c'est surtout de ne pas être reconnu pour ce que nous faisons.

Si nous reprenons la métaphore du jardinage, n'oublions pas que pour récolter de la reconnaissance dans notre famille, il faut commencer par en planter les graines. C'est vrai, souvent, nous allumons notre détecteur de choses qui ne sont pas faites (ou mal faites, c'est le même détecteur !). Reconnaissons-le, nous détectons assez facilement les erreurs et les manquements. Pour réussir le challenge d'arrêter de râler, nous sommes invités à allumer notre radar qui capte les choses, même petites, qui sont faites ou commencent à être faites et à les mettre en lumière. Nous sommes invités à arroser ce qui va bien et à exprimer notre reconnaissance en mots aux membres de notre famille pour pouvoir faire de plus belles récoltes.

À vous !

Reprenez la journée qui vient de passer et notez les contributions de chacun qui sont passées inaperçues.
Comment pouvez-vous reconnaître ce que les autres ont fait aujourd'hui pour contribuer au bien-être de la famille ?
Écrivez ici ce que vous pouvez leur dire pour valider et pointer du doigt leurs efforts :

Êtes-vous prêt à vous engager à leur dire ce que vous venez d'écrire ci-dessus ?

J'ARRÊTE DE RÂLER SUR MES ENFANTS (ET MON CONJOINT)

Rappel

- N'attendons pas que tout soit parfait pour reconnaître les efforts de chacun.
- Évitons d'étiqueter les membres de notre famille.
- N'oublions pas que souvent, dans un comportement qui ne nous convient pas, se cachent tout de même des choses qui vont dans le bon sens.
- Souvenons-nous de la théorie de la « frite molle » : un enfant préférera une frite molle à rien du tout et donc préférera attirer l'attention de ses parents, même de manière négative, plutôt que de ne pas avoir de reconnaissance du tout.
- La reconnaissance est un élément crucial d'une vie familiale heureuse et sereine. Quand la reconnaissance est présente, de nombreux conflits et frustrations s'évaporent. Quand elle est absente, cela crée de grosses frustrations qui peuvent aboutir à de profondes crises.

Se donner toujours une chance supplémentaire de mieux faire

Certains lecteurs nous disent commencer le challenge mais ne pas réussir à aller au bout. Depuis qu'ils ont lu le livre, ils sont bien conscients de râler sur leurs enfants et leur conjoint (avant ils ne se rendaient pas compte à quel point les râleries polluaient et impactaient leur vie), et ils s'en veulent de ne pas réussir à arrêter. Ils aimeraient réussir à ne pas s'énerver, à ne pas se mettre en position de victime, à ne pas attaquer l'autre, mais parfois, et encore trop souvent, ils n'y arrivent pas. Alors ils sont désemparés, se sentent déçus et incompétents.

Tout d'abord, nous tenons à leur dire que nous comprenons. Nous savons à quel point la notion de « parent parfait » et de « conjoint parfait » qui réagit toujours sans faillir à toute situation est une chimère.

Nos vies de famille seront toujours imparfaites et, finalement, pour réussir à arrêter de râler, il faut commencer par l'accepter. Le plus souvent, nous faisons ce que nous pouvons le moment venu et c'est ainsi ! Cela ne sert à rien de ruminer sur des paroles que nous regrettons. Les mots ont été dits et c'est parfait ainsi ! C'est parfait parce que c'est ! Quand nous disons que c'est parfait, nous ne sommes pas en train de nous mettre des lunettes roses, mais nous acceptons vraiment sans résistance ce que la vie nous donne. Nous nous disons que c'est parfait parce que la vie nous donne une opportunité de gérer la situation et donc d'apprendre quelque chose ! Nous ne pouvons pas changer le passé, alors allons de l'avant ! Ce qui est important, c'est ce que nous décidons de faire à partir de maintenant.

Même après une crise nous pouvons encore choisir quel parent ou quel conjoint nous voulons être. Nous sommes vulnérables et imparfaits et cette vulnérabilité est finalement peut-être notre meilleure porte d'entrée pour créer du lien avec notre enfant, avec notre conjoint. Quoi qu'il arrive, quel que soit ce que nous avons dit ou ce que nous avons fait, nous avons toujours un grand potentiel pour corriger nos erreurs et rétablir un lien que nous avons abîmé, voire cassé. Explorer ce potentiel et avoir le courage de l'exploiter est franchement une expérience riche et puissante !

Dans nos échecs, dans nos crises, dans nos erreurs, réside encore un énorme potentiel de connexion et de bienveillance. Encore une fois, c'est une illusion de croire que nous pouvons être un parent ou un conjoint 100 % bienveillant et intègre. Nous allons toujours avoir des moments où, dans le feu de l'action (ou de la crise), nous allons agir en dehors de nos valeurs ou de ce que nous voudrions. Nous allons avoir des regrets et des moments où nous aurions préféré que les choses se passent autrement, des moments où nous ne sommes pas sûrs d'avoir bien réagi et, finalement, nous regrettons ce que nous avons dit. Ce qui compte, ce n'est pas de se morfondre, mais plutôt d'aller rétablir cette intégrité, rétablir cette bienveillance qui nous a échappé. Quand nous avons le courage de revenir sur un événement passé, d'aller en face de la personne concernée et de lui dire ce que nous avons sur le cœur, alors nous sommes amenés à vivre un moment déterminant et fondateur dans notre relation avec l'autre.

ON NOUS A DIT

« Un soir lors d'un repas familial, le comportement typiquement adolescent de ma fille aînée, fait d'insolence mêlée de petites phrases assassines à l'encontre de toute la famille, atteignait les limites de ma bienveillance, de ma patience et de ma compréhension. Même si je savais d'où venaient ce comportement et quelles étaient ses raisons cachées (un examen mal préparé pour le lendemain, une difficulté avec une copine...), je n'ai malgré tout pas pu m'empêcher de hausser le ton et de demander avec force du respect pour toute la famille. Je râlais pour stopper ses râleries... Ma fille a quitté alors la table pour se réfugier dans sa chambre en claquant la porte.
Je me sentais frustré. Je n'arrivais pas à me satisfaire de ces échanges abrupts et de cette relation blessée et contrariée. Même en essayant de me persuader que j'étais dans mon bon droit et dans mon rôle de père, je sentais d'abord cette frustration de ne pas être dans la relation apaisée tant souhaitée. Je décidais donc, je choisissais (en faisant un gros effort) de me remettre en relation avec ma fille, de recréer le lien avec elle, en allant la voir dans sa chambre, pour lui dire mon regret d'avoir haussé le ton, que ce n'était pas le mode de communication que je souhaitais et lui dire qu'une fois la tension retombée, j'apprécierais de pouvoir reparler tranquillement avec elle de ce qui s'était passé.
À plusieurs reprises, j'ai pu constater que faire le choix de l'humilité et celui de maintenir le lien suffisait à apaiser les conflits. J'ai constaté que ma fille aussi regrettait de s'être laissé emporter dans cette spirale verbale, et qu'à son âge, les émotions étaient encore plus difficiles à maîtriser. Et je constatais également qu'en définitive, une fois le dialogue renoué, j'étais très fier d'avoir pu faire ce pas vers elle et vers notre relation. »

Guillaume

Oui, lorsqu'une fois le calme revenu, nous nous rendons compte que nous nous sommes trompés, que nous aurions pu faire autrement, il y a toujours moyen de retourner voir notre enfant, notre conjoint, pour rétablir le lien. Se donner une chance supplémentaire est une formidable source d'amélioration pour soi-même (j'ai le droit à l'erreur) et pour les autres (je me suis trompé, je t'ai blessé, excuse-moi).

Dans le feu de l'action, nous sommes souvent moins créatifs et nous utilisons nos ressources habituelles pour réagir (la râlerie par exemple). Cela peut vraiment être aidant de prendre un temps au calme pour réfléchir à ce que nous aurions pu faire de différent pour que cela se passe mieux.

Si, depuis que j'ai commencé le challenge, j'observe une situation où je réagis systématiquement à l'inverse de ce que j'aurais voulu faire (par exemple, je ne peux pas m'empêcher de râler sur ma petite dernière lorsqu'elle interrompt mes conversations), je peux, le soir, prendre le temps de réfléchir à cette situation et élaborer des réponses qui me conviennent : « Je vais lui proposer de mettre sa main sur sa tête quand elle a quelque chose à me dire, comme cela, je pourrai lui donner la parole. » Lorsque la situation se représentera à nouveau, j'aurai plus de chances d'arriver à réagir de manière appropriée. Peut-être pas du premier coup, mais à force de me dire : « Qu'est-ce que je pourrais faire de différent ? », les réponses adéquates vont me venir de plus en plus facilement à l'esprit.

Parfois, c'est alors que nous nous trouvons dans la situation qui ne nous convient pas (je râle sur ma fille alors que j'avais envie d'un temps de qualité avec elle) que nous prenons conscience que nous ne sommes pas sur la bonne voie. Nous pouvons alors stopper la situation pour la reprendre sur de bonnes bases.

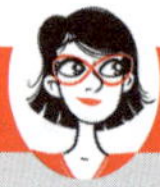

Témoignage de Florence

« Un jour où ma fille est arrivée de mauvais poil dans le salon en râlant pour je ne sais plus quoi, cela m'a fait partir au quart de tour et je me suis mise moi aussi à râler. Puis, lorsque j'ai réalisé ce que nous vivions, je lui ai dit : "Écoute, cela ne va pas, on efface tout et on recommence. Tu sors du salon, et tu reviens vers moi, en me disant la même chose que tout à l'heure." Elle m'a regardée interloquée, elle est partie et revenue en râlant (un peu moins fort) et j'ai pu alors écouter son problème avec sérénité. J'ai appris plus tard que ma fille n'avait pas tout de suite compris le sens de "on efface tout et on recommence" et avait d'abord cru que j'allais recommencer à râler pour la deuxième fois ! »

Lorsque moi, Florence, j'anime des ateliers de communication, les parents me disent parfois : « Je sais que je n'aurais pas dû dire cela, mais sur le coup je ne savais pas quoi dire d'autre. » Et c'est vrai que, sous le coup de l'émotion, nous avons moins accès à notre cerveau qui réfléchit pour trouver les bons mots, la bonne attitude.

À ces parents, je réponds deux choses :

- Si vous vous êtes trompé, vous pouvez aller le dire à votre enfant : « Tu sais, tout à l'heure, je me suis énervé mais en fait ce n'est pas cela que je voulais dire (ou faire), et je regrette. »
- Si cette fois-ci, vous n'avez pas réussi à ne pas râler, votre chance est que vos enfants vous donneront rapidement d'autres occasions de vous entraîner à ne pas râler, et à enfin arriver à changer vos habitudes !

Ainsi, nous avons toujours une chance supplémentaire pour faire mieux. Finalement, nous pourrions aller jusqu'à célébrer nos échecs : en effet, ils sont source de vulnérabilité et de connexion, car ils nous rendent sensibles et nous permettent d'aller à la rencontre de l'autre.

À vous !

Y a-t-il récemment une phrase, une attitude que vous auriez souhaité ne pas avoir ?

Qu'auriez-vous aimé dire ou faire à la place ?

Que pourriez-vous dire à la personne concernée pour réparer le lien qui a été endommagé par votre réaction ?

N'oubliez pas de laisser parler votre cœur et osez être vulnérable.

Rappel

- **Cela ne sert à rien de ruminer sur des paroles que nous regrettons. Les mots ont été dits et c'est parfait ainsi ! C'est parfait parce que cet échec nous donne une opportunité de rétablir notre bienveillance et de créer du lien ! On ne peut pas changer le passé, alors allons de l'avant ! Ce qui est important, c'est ce que nous décidons de faire maintenant.**
- **Quoi qu'il arrive, quel que soit ce que nous avons dit ou ce que nous avons fait, nous avons toujours un grand potentiel pour corriger nos erreurs et rétablir un lien que nous avons cassé.**
- **Nous avons tous le droit à une chance supplémentaire pour essayer de faire mieux.**
- **Nous pouvons même aller jusqu'à célébrer nos échecs car ils sont source de vulnérabilité et de connexion.**
- **On efface tout et on recommence.**

Vous ne pouvez pas vous imaginer à quel point nous sommes heureuses d'avoir la chance de partager avec vous ce challenge et ces sept merveilleuses leçons que nous en avons tirées. Nous espérons vraiment que vous aurez l'audace de vous approprier ce challenge et de le faire rentrer dans votre maison. Nous espérons aussi que vous viendrez sur le blog www.jarretederaler.com pour nous raconter votre histoire et votre chemin. Pour vous aider à faire de ce challenge une belle réussite pour votre famille, nous avons eu envie dans la troisième et dernière partie de ce livre de vous faire découvrir nos meilleurs « trucs » : 21 et quelques « trucs » que nous utilisons dans nos familles et qui nous aident à mieux vivre ensemble et à ne plus râler.

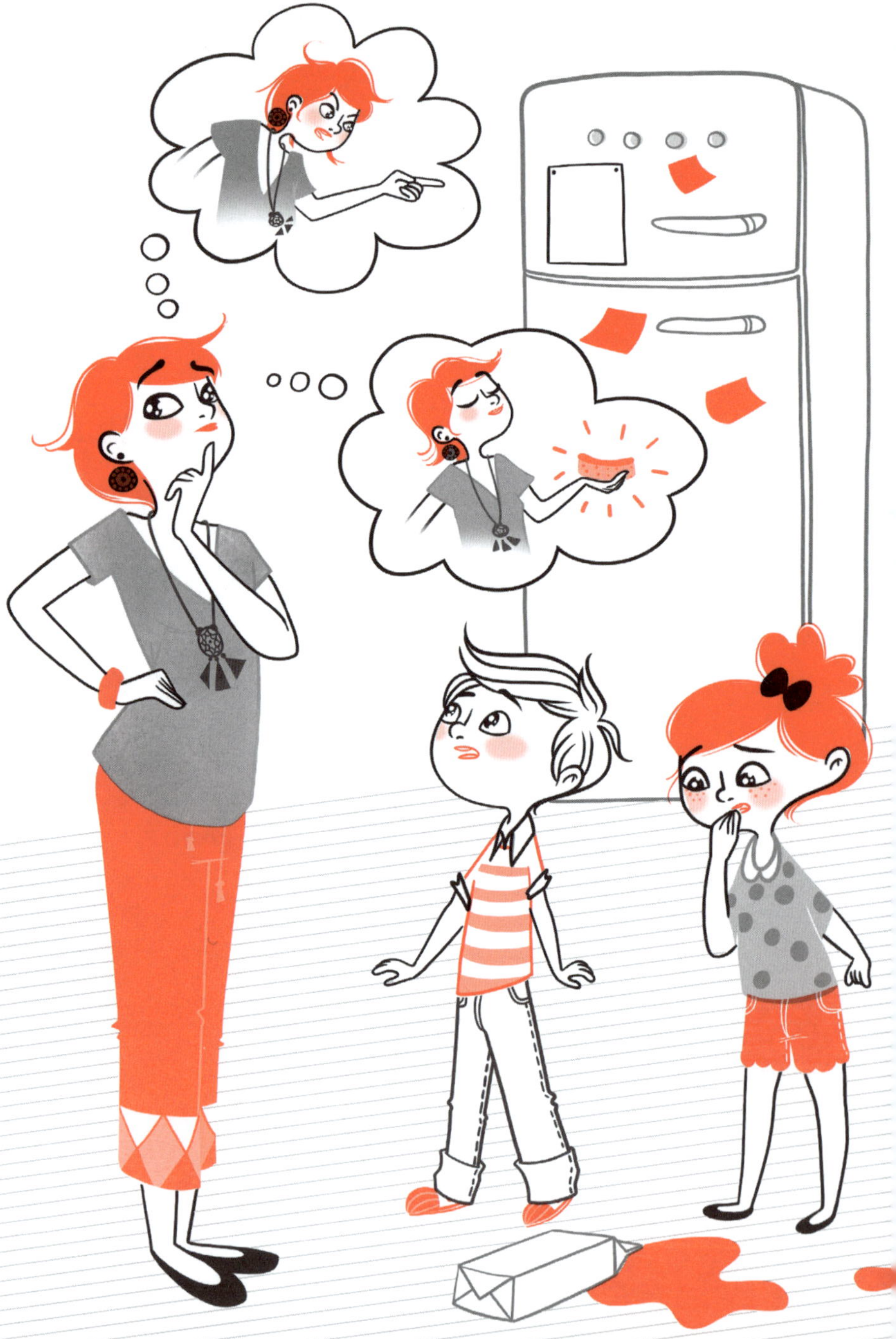

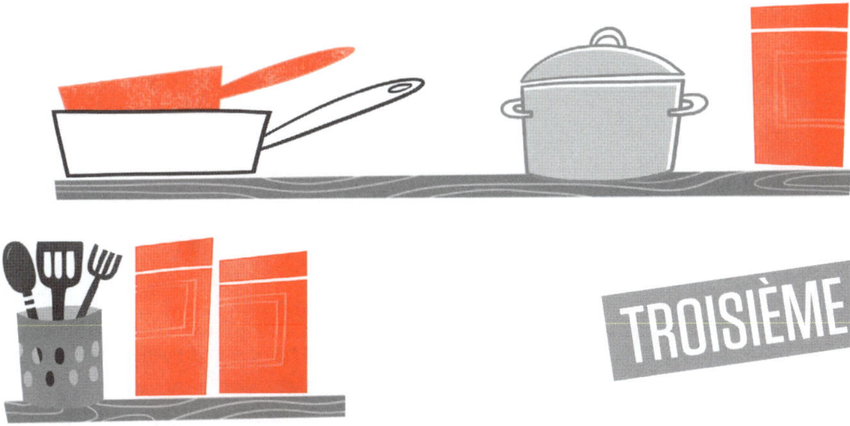

TROISIÈME PARTIE

21 et quelques « trucs » pour arrêter de râler sur ma famille

Ça y est, c'est parti, vous voilà lancé dans ce merveilleux challenge. Votre bonne volonté est avec vous et votre motivation « au sommet ». Pour vous donner encore plus de chances de réussir, nous voulons partager avec vous nos « trucs » pour éviter les zones à risques. Ce ne sont pas des conseils et des modes d'emploi « prêts à consommer ». Chaque famille est unique, chaque relation parent/enfant, parent/parent est unique. Ce sont plutôt toutes les petites choses que nous avons pu tester et adapter à nos familles pour nous faciliter la vie et vivre plus sereinement.

Ces « trucs », nous les avons puisés dans des livres, des ateliers ou des conférences. Ils sont aussi issus de nos expériences de coach et de conseillère conjugale et familiale. Pour ne pas vous mettre la pression, nous pouvons vous avouer que nous non plus n'arrivons pas à les mettre en pratique tout le temps dans nos familles ! Pourtant à chaque fois que nous avons pu puiser dans cette « caisse à outils », cela a fait la différence dans nos relations à nos enfants et à nos conjoints. C'est pourquoi nous pensons que c'est important de les partager avec vous maintenant.

Nous avons choisi de classer ces 21 et quelques « trucs » en quatre chapitres :

- Quelques trucs à faire en prévention pour cultiver la bonne humeur.
- Quelques trucs à faire « juste avant la crise » pour la contourner.
- Quelques trucs à faire « pendant la crise » pour ne pas perdre pied.
- Quelques trucs à faire dès maintenant pour prendre soin de soi.

CHAPITRE 6

Quelques trucs à faire en prévention pour cultiver la bonne humeur

Puisqu'il est vraiment plus agréable, plus facile et plus efficace de cultiver la bonne humeur et la collaboration que de gérer une crise, nous avons listé nos meilleures idées pour favoriser dans nos familles un esprit de joie et de paix.

Avoir toujours du champagne au frais

C'est un détail, mais un détail qui signifie concrètement notre état d'esprit. Arrêter de râler, c'est changer d'état d'esprit. Et si, plutôt que d'ouvrir notre détecteur à problèmes (très efficace par ailleurs), nous choisissons d'allumer celui des réussites, des plaisirs, des joies petites ou grandes. Si nous prenons comme principe de base que la journée, la semaine vont bien se passer, nous prenons le « risque » d'avoir de nombreuses choses à célébrer.

Mettre une boisson de fête au frais et avoir toujours quelques petits gâteaux apéritifs sous le coude, c'est se donner les moyens de saisir toutes les occasions de célébrer ce qui va bien et de passer de bons moments en famille. Nous l'avons dit plus haut, nos mots et notre état d'esprit sont notre réalité. Notre manière d'agir construit notre réalité. Choisir de mettre une boisson de fête au frais, c'est prendre pour acquis que nous allons trouver plein de bonnes raisons de l'ouvrir.

Témoignage de Christine

« Pendant le dernier réveillon, alors que tout le monde parlait de ses nouvelles résolutions (se remettre au sport, commencer la méditation, arrêter de fumer, arrêter le sucre dans le café, etc.), j'ai décidé que, cette année, je n'en prendrais qu'une : toujours avoir du champagne au frais (ou du mousseux ou du Champomy®). Ce fut la meilleure résolution de toute ma vie ! »

Semer des petits messages d'instructions

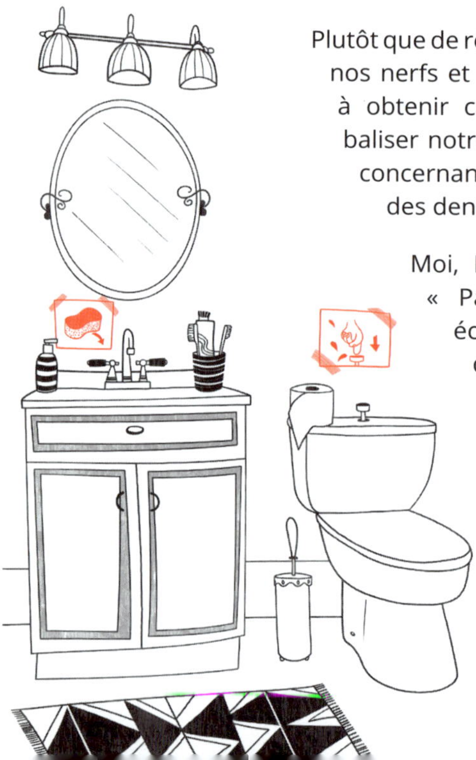

Plutôt que de répéter, répéter, répéter… Plutôt que d'user nos nerfs et de mettre toute notre énergie (négative) à obtenir ce que nous souhaitons, nous pouvons baliser notre territoire de petites instructions écrites concernant le rangement des bottes, le brossage des dents, etc.

Moi, Florence, dans les ateliers que j'anime, « Parler pour que les enfants écoutent, écouter pour qu'ils parlent », issus des livres d'Elaine Mazlish et Adèle Faber (voir notre bibliographie p. 217), je parle de cet outil qui s'appelle « Écrire une note ». Quand nous en parlons aux parents, ils sont parfois sceptiques. Pourtant, écrire des notes sous forme délicate et humoristique, plutôt que de donner des ordres et de se plaindre, est un moyen d'obtenir la coopération. C'est un moyen qui nous invite à être créatifs pour faire part des consignes de base de la vie de famille.

Témoignage de Florence

« Chez nous, le problème, c'est la chasse d'eau. Elle déprime à force de ne pas être utilisée ! Je l'ai dit à tue-tête, en râlant, en menaçant, en culpabilisant... Cela n'a rien changé. J'ai mis des mots que je trouvais drôles ("je déprime à force de ne pas servir", signé "La chasse d'eau"), des mots d'explication parlant d'odeur et de tartre jaunâtre. Finalement, celui qui a le plus fonctionné, c'est celui où je prenais pour acquis que la chasse était tirée : "Merci d'avoir pris le temps de tirer la chasse d'eau. L'eau est claire, c'est accueillant pour les suivants", signé "maman de bonne humeur". »

À vous !

Et chez vous, où auriez-vous envie de placer un message ?
Quel petit message serait le plus efficace ?
Prenez le temps d'en écrire deux ou trois ici sur ce livre !

....

....

....

Ensuite, il ne vous reste plus qu'à les recopier et à les mettre aux endroits propices. Et n'oubliez pas : si le premier message ne fonctionne pas, essayez-en un autre !

Écrire peut être efficace quand nous ne souhaitons pas répéter, car cela nous fait râler.

Pour éviter de râler, nous pouvons aussi choisir d'accepter que répéter, répéter, répéter fasse partie de notre rôle de parents. Les choses ne s'acquièrent pas en une seule fois, et répéter n'est pas la preuve d'un défaut de communication avec notre enfant. Si vous devez répéter, vous avez alors l'information que votre enfant n'a pas encore acquis le réflexe, l'habitude ou la compétence que vous essayez de lui transmettre. Si nous choisissons qu'il est normal de devoir répéter, que cela fait partie de notre boulot de parents, alors nous pourrons arrêter de râler en répétant. Et cela sera plus agréable pour tout le monde ! Nous augmenterons aussi nos chances d'être entendus, car l'autre n'aura pas besoin de fuir nos râleries ou de se défendre.

Aménager sa maison pour se simplifier la vie

Si nous voulons que notre entourage participe à notre organisation, il peut être efficace d'aménager notre maison pour que les choses soient faisables facilement pour chacun.

Moi, Florence, lorsque je rencontre des parents de jeunes enfants, je recommande souvent la lecture du livre *Le Quotidien avec mon enfant*, de Jeannette Toulemonde, fondatrice de la revue *L'Enfant et la vie* (voir notre bibliographie p. 218).

Dans son livre, elle donne de nombreuses idées pour rendre notre maison accessible aux enfants : mettre des portemanteaux à leur hauteur, des bacs à linge sale de différentes couleurs et, pour les plus grands, un mode d'emploi simplifié de la machine à laver, etc. Nous pouvons ainsi organiser le quotidien de manière à ce que chaque chose ait le plus de chances de retrouver sa place initiale.

Témoignage de Christine

« Chez moi, j'ai décidé de mettre une étagère tout près du lave-vaisselle, à la hauteur des enfants, sur laquelle nous rangeons toute la vaisselle dont nous avons besoin pour mettre la table (verres ordinaires, assiettes, couverts, bols du petit-déjeuner, etc.). Le reste va dans les étagères au-dessus du plan de travail ou dans d'autres endroits de la cuisine, mais au moins 80 % du lave-vaisselle est très facile à vider, même pour les plus petits (l'accessibilité facilite aussi la vie des parents). Ainsi, tout est au même endroit pour mettre la table. »

Témoignage de Florence

« Mon problème était que je me retrouvais souvent encombrée par le bazar de mes enfants : un jouet, un pull, un livre... qu'ils laissaient traîner dans l'espace familial (cuisine et salon de préférence !). J'étais coincée car soit je rangeais à leur place et j'étais frustrée parce que cela n'allait pas leur apprendre à ranger, soit j'attendais leur retour pour qu'ils rangent eux-mêmes mais je vivais dans le bazar jusqu'à la fin de la journée. Alors nous avons trouvé un moyen pour remédier à cette situation : dans un meuble (fermé avec des portes pour ne pas voir ce qu'il y a à l'intérieur !), j'ai installé quatre caisses (une pour chacun). À chaque fois que je vois quelque chose qui traîne, et que cela me dérange, je le mets dans la caisse de la personne concernée. Ils savent que lorsqu'ils cherchent quelque chose, ils peuvent aller voir dans ce meuble. Ils y rangent eux-mêmes certaines de leurs affaires, s'ils ne souhaitent pas monter à l'étage pour aller jusqu'à leur chambre. Et à chacune des petites vacances, ils doivent vider et ranger les affaires de leur caisse. De même, près de notre coin bureau, ils ont chacun un tiroir dans lequel ils peuvent ranger leurs magazines, leurs dessins, les documents qu'ils ont imprimés. Dans un monde idéal, je préférerais qu'ils rangent directement les choses à leur place. Dans un monde idéal, ils préféreraient sûrement ne pas ranger. Alors nous faisons chacun un pas vers l'autre, je mets dans les caisses ce qui me dérange, ils rangent et vident leur caisse lorsque je leur demande. Pour tous, c'est plus facile de ranger ses affaires quand nous avons des espaces personnels bien identifiés dans les pièces de vie de la maison. »

Utiliser un « tableau des émotions »

Les émotions font partie de notre vie. Nous n'avons pas de contrôle sur elles. Elles vont, elles viennent. Les émotions ne sont ni bonnes ni mauvaises. Elles parlent de nous, de nos besoins, satisfaits ou non. Si je suis détendu et paisible, mes émotions me disent que mes besoins sont satisfaits : besoin de calme, de sécurité, de rencontre… Si je vis de la colère, de la frustration, cela me dit qu'un de mes besoins n'est pas satisfait. Pour un même sentiment, il peut y avoir plusieurs besoins. Si je suis en colère, je peux avoir besoin qu'on m'écoute ou, au contraire, qu'on me laisse tranquille. Nos émotions sont précieuses car elles sont des indicateurs de notre état. C'est pour cela qu'il peut être utile de prendre le temps de nommer nos émotions et nos besoins, et de les partager avec les membres de notre famille qui auront ainsi les clés s'ils souhaitent nous soutenir. Car si je suis déçu(e), inquiet(e), fier(e) ou serein(e), je n'ai pas la même disponibilité à ma famille. Prendre le temps de nommer mon émotion me permet de commencer à prendre du recul vis-à-vis de cette émotion afin de voir si je peux ajuster moi-même quelque chose dans l'instant pour y faire face (m'isoler, chanter, sortir !). Prendre le temps de partager son état du moment, son émotion, à notre entourage, c'est donner à chacun une chance d'adapter son comportement. Car, dans le fond, nous sommes convaincues que nos enfants, comme nous et notre conjoint, préfèrent une ambiance paisible à la maison. Parfois, ils ne leur manquent que les clés pour y accéder, car ils ne savent pas décoder notre humeur, ils n'ont pas encore appris à y être attentifs et ne peuvent pas deviner le besoin que cette humeur cache. Un des moyens pour apprendre à communiquer sur ce sujet en famille est d'avoir accès à un « tableau des émotions et des besoins ».

Il existe en effet des tableaux des émotions qui sont des affiches sur lesquelles sont dessinés plein de visages qui expriment des émotions : heureux, triste, gêné, en colère, etc. Vous pouvez en trouver sur Internet, faire votre propre tableau vous-même ou bien télécharger celui que nous vous proposons dans ce livre sur le blog www.jarretederaler.com. Il est important que votre tableau nomme les émotions et les besoins, et que chacun puisse avoir un moyen d'indiquer son état du moment au reste de la famille (une pince à linge avec le prénom de chacun inscrit au feutre peut faire l'affaire !).

Tout le monde n'a pas appris le langage des émotions et des besoins, il n'est pas facile de les identifier. Pouvoir regarder sur un tableau qui montre des visages permet de reconnaître son émotion pour, ensuite, la nommer. Choisir un besoin sur une liste permet de prendre du recul sur son état et d'identifier ce qu'on peut faire pour avoir plus de bien-être. En faire part à toute la famille, c'est permettre à chacun d'en tenir compte.

Comment je me sens ?

- Joyeux
- Détendu
- Fier
- Satisfait
- Enthousiaste
- Confiant
- Surpris
- En colère
- En souffrance
- Découragé
- Aggressif
- Soucieux
- Présent

- Triste
- Tendu
- Envieux
- Déçu
- Plein de regrets
- Dans le doute
- Gêné
- Confus
- Dans une impasse
- Fatigué
- Débordé
- Déprimé
- Absent

Quel est mon besoin ?

- d'être seul
- de me reposer
- d'aide
- de changer d'air
- de reconnaissance
- de convivialité
- de célébrer
- de nature
- de me défouler
- d' encouragement

- de calme
- de tendresse
- de prendre soin de moi
- d'une discussion pour y voir clair
- de sens
- d'un beau challenge
- de rigoler
- de demander pardon
- de pleurer
- de soutien

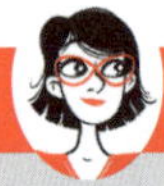

Témoignage de Florence

« Mes enfants savent que lorsque j'annonce que je suis d'humeur de sorcière, il vaut mieux se tenir un peu à l'écart, le temps que je m'apaise. Parfois ma petite me demande : "Elle est de quelle taille, ta patience ?" Et cela m'aide à préciser mon degré d'énervement. »

Il arrive que, plongés dans le feu de l'action, nous ne sachions pas comment nous nous sentons. Avoir chez soi un tableau des émotions et le regarder souvent permet de s'entraîner à se poser la question : « Comment je me sens maintenant, de quoi j'ai besoin ? », ou à poser la question à son enfant ou son conjoint : « Comment te sens-tu maintenant, de quoi as-tu besoin ? » Aller à la rencontre de mon humeur et aller à la rencontre de l'humeur de l'autre, c'est comme se faire un cadeau. Un cadeau pour soi, car je me connecte à ma réalité et je peux alors ajuster mon comportement ; un cadeau pour nos enfants, notre conjoint et notre entourage, car ils pourront trouver alors des solutions et agir en conséquence ; un cadeau pour la relation, car nous évitons de réagir de manière disproportionnée et blessante à une erreur de l'autre (alors qu'en fait, le problème, ce n'est pas l'erreur, mais notre humeur de chien à cause, par exemple, d'une remarque désobligeante de notre patron le matin).

De même, lorsque je sais que mon enfant ou mon conjoint est d'humeur massacrante, qu'il est fatigué, triste ou joyeux, je peux alors choisir d'adapter mes demandes et ma manière de communiquer. Lorsque ma fille descend les escaliers en tapant des pieds, je ne sais pas si elle est triste ou en colère. Si elle va au tableau et me dit : « Je suis triste, j'ai besoin d'être chouchoutée », c'est différent de « Je suis en colère, j'ai besoin d'être seule ». Je peux alors aller vers elle pour l'accompagner dans la traversée de son chagrin ou veiller à ce que le reste de la famille la laisse tranquille, le temps que l'orage passe.

Avoir un tableau des émotions et des besoins, c'est simple et facile. Il peut être affiché sur le réfrigérateur et nous pouvons commencer à l'utiliser pour parler de nos émotions « agréables » : je me sens joyeux(se), je me sens léger(e), je me sens disponible, je me sens détendu(e), etc. Une fois que nous aurons un peu plus l'habitude, nous pourrons nous entraîner à indiquer nos émotions plus désagréables à vivre et moins faciles à partager.

Évoquer ensemble ce qui nous fait vibrer

Allez, faisons un test : de quoi avons-nous parlé avec nos enfants hier ? De leurs jeux et du plaisir qu'ils y trouvent, de nos rêves de voyages, du dernier livre que nous avons chacun lu, de la beauté du lever de soleil, ou plutôt de rangement, de devoirs, d'école, d'arrêter de se bagarrer, d'aller se laver, de manger proprement, etc.

Stop ! L'idée n'est pas de culpabiliser, mais de prendre conscience de la situation. Nos sujets de conversation avec nos enfants sont trop souvent sur les thèmes des reproches, des critiques, des informations concernant la logistique et l'école : « range ta chambre », « n'oublie pas ton sac », « je passe te chercher à 17 heures », « qu'est-ce que tu as appris aujourd'hui ? », « tu as cours de quoi demain ? », « tu as fait tes devoirs ? », « va te brosser les dents », etc. Ce sont des sujets que ni eux ni nous n'aimons particulièrement. Mais nous nous sentons obligés de veiller au grain pour que le quotidien tourne correctement. Et nous en oublions de parler de ce qui nous tient à cœur, de ce qui nous fait plaisir. Nous oublions trop souvent de prendre le temps d'aller à la rencontre de ce qui fait vibrer notre enfant ou notre conjoint.

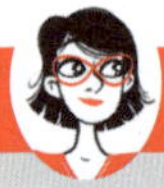

Témoignage de Florence

« Avec mon garçon, je ne partage pas les mêmes centres d'intérêt. Je n'aime pas les jeux vidéo, je ne joue pas au foot dans le jardin, je n'aime pas les James Bond ! Il n'y a pas longtemps, j'ai réalisé que je dialoguais avec lui trop souvent sur la logistique (rangement de la chambre, horaires du coucher, préparation des affaires...), de limites (pas de Wii, stop l'ordinateur...) et d'école (devoirs, notes...). J'en ai pris conscience et cela ne me convenait pas. Je n'avais pas imaginé ma relation à mes enfants sans une rencontre entre nous. Alors lorsqu'il m'a parlé de vidéo du champion du monde de skateboard, j'ai saisi la balle au bond et je suis allée voir cela avec lui. Il m'a parlé d'"Ollie", de "Rock Slide Front", de son admiration pour Tony Hawk. Et nous avons passé un vrai moment de qualité ensemble. »

Bien sûr, il est important de veiller au grain et à ce que chacun fasse ce qu'il a à faire. Et, en même temps, nous avons la possibilité de choisir volontairement d'aller à la rencontre de notre enfant en prenant le temps de l'écouter nous parler de ce qui l'anime. C'est gratifiant pour lui, pour nous, pour notre relation.

Il en va de même avec notre conjoint. Si nos discussions ne concernent que l'éducation des enfants, la logistique familiale ou les prochains travaux dans la maison, nous ne nourrissons pas assez la relation. Parler de ce qui m'a touché dans la journée, parler de « comment je me sens » après une conversation avec un ami (ou après avoir vu un film), parler de ce que j'aime, de ce qui me fait vibrer, de ce qui me touche, c'est parler de moi. Écouter l'autre pour savoir où il en est dans sa vie aujourd'hui, c'est aller à sa rencontre. Car en effet nous évoluons tous en permanence, et mon conjoint n'est peut-être plus tout à fait le même que celui que j'ai rencontré au tout début de notre histoire d'amour. Il est vraiment important de prendre le temps d'aller à la rencontre de l'autre régulièrement en mettant une priorité sur ce qui parle de nous, et de l'autre.

Croire que nos enfants font partie de la solution plus que du problème

C'est le docteur Haim Ginott, auteur de *Between parent and child* (voir notre bibliographie p. 218), qui a développé cette idée. Moi, Florence, je la reprends au cours des ateliers (Faber et Mazlich) que j'anime. La bonne nouvelle est que nous pouvons choisir de voir nos enfants comme faisant partie de la solution, plutôt que comme faisant partie du problème.

Quand mon enfant renverse un verre sur la table, plutôt que de l'accuser en pointant son erreur et en disant : « Mais c'est pas vrai, tu as encore renversé un verre, tu pourrais faire attention ! » (il est le problème) ; je peux lui donner de l'information : « L'éponge est dans l'évier » (il devient acteur de la solution). Vous pouvez revoir le dessin qui est sur la double page au début de cette troisième partie (p. 144), qui illustre très bien ce point.

Quand mon ado est collé à l'ordinateur, plutôt que de me plaindre de son attitude en déclarant : « Tu passes ta journée sur l'ordi, tu n'as vraiment rien d'autre à faire ? » (son attitude pose problème) ; je peux lui donner de l'information : « Je te vois souvent sur l'ordinateur, qu'est-ce qui, selon toi, est un temps raisonnable pour que tu t'amuses sur tes jeux tout en ne passant pas à côté de toutes les autres choses que tu peux faire cet après-midi ? » Ou bien : « Je te vois souvent sur l'ordinateur, pourrions-nous avoir une discussion à ce sujet au calme tous les deux ? » (il devient acteur de la solution).

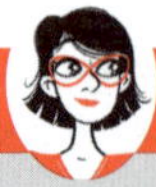

Témoignage de Florence

« J'ai une habitude qui agace mon conjoint : je laisse systématiquement les tiroirs ouverts après avoir pris les ciseaux, les couverts… Plutôt que de chercher à me changer en me disant : "C'est tout de même pas compliqué de prendre le temps de fermer les tiroirs" (je fais partie du problème) ; il a été plus efficace qu'il me donne de l'information sur ce qu'il ressentait, en me parlant de lui : "Il faut que je te dise, quand je rentre dans le salon et que je vois les tiroirs de la commode ouverts, je ne sais pas pourquoi mais cela m'exaspère. Est-ce que tu peux me dire comment tu vois la situation ?" (je fais partie de la solution). J'ai pu alors choisir d'être un peu plus attentive à la question, non pas par crainte d'entendre mon mari râler, mais pour lui signifier que je suis sensible à ses besoins, même ceux qui peuvent me paraître insignifiants. »

Voir notre enfant, notre ado ou notre conjoint comme faisant partie de la solution, c'est croire en lui et en sa capacité à faire les choses, à « redresser le tir ». Voir notre enfant comme faisant partie de la solution, c'est aussi croire en nous en tant que parents : j'ai suffisamment expliqué à mon enfant comment passer l'éponge pour qu'il soit capable de le faire lui-même. Voir notre conjoint comme faisant partie de la solution, c'est aussi croire en nous en tant que couple : nous avons suffisamment d'amour et de respect mutuel pour être capables d'entrer dans un dialogue véritable.

Repenser les corvées

Faire les corvées qui concernent la logistique de la maison, en général, ce n'est pas la partie préférée des joies de la vie de famille. Et vivre dans le bazar et la saleté n'est pas une option pour tous. Alors, si je ne peux rien changer au fait qu'il faille faire la vaisselle, passer le balai, mettre la table ou plier le linge, je peux choisir l'ambiance dans laquelle je fais toutes ces actions.

> « Si vous n'aimez pas quelque chose, changez-le. Si vous ne pouvez pas le changer, changez votre attitude. Ne râlez pas. »
>
> **Maya Angelou, poétesse, écrivain, actrice et militante afro-américaine**

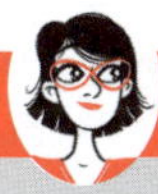

Témoignage de Florence

« Chez nous, c'est mettre une musique qui swingue dans la cuisine, qui transforme le rangement en quelque chose de plaisant et rigolo. »

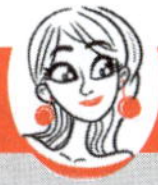

Témoignage de Christine

« Chez nous, quand j'ai besoin d'aide dans la cuisine, je mets du jazz, cela crée un air de dimanche, et naturellement tout le monde se rapproche de la pièce où il y a de l'ambiance. »

C'est en effet une manière efficace et plaisante que de mettre de la musique dans nos missions quotidiennes (lorsque nous plions le linge dans la salle de bains, lorsque nous nous mettons tous à ranger les chambres ensemble, etc.).

La musique est aussi efficace pour calmer un orage. Chez moi, Christine, quand je sens que l'ambiance est électrique, quand mes enfants se chamaillent ou que je me sens au bout du rouleau et à bout de nerfs, je peux toujours compter sur la musique classique pour me calmer et apaiser tout le monde.

Certes, la musique est un bon outil pour se donner du baume au cœur, mais il y a d'autres moyens de repenser les corvées. Utiliser le jeu, par exemple, pour ranger la chambre est particulièrement efficace avec les plus jeunes. Avec un minuteur, nous pouvons lancer des défis : combien de jouets allons-nous ranger en une minute ? Ou bien, autre défi sans minuteur : nous comptons jusqu'à vingt et chacun range vingt choses, etc. Parfois, décider de faire dix minutes de « power rangement » peut métamorphoser une maison si tout le monde s'y met. Et souvent, il est plus facile de s'y mettre quand on sait que ce n'est que pour dix minutes, et qu'ensuite c'est fini.

Moi, Florence, un jour que je faisais des recherches sur Internet pour trouver de nouvelles idées pour encourager mes enfants à contribuer à la vie de famille, je suis tombée sur un article (http://www.wmaker.net/maisonenfant/Taches-menageres_a55.html, voir notre bibliographie p. 219) qui m'a beaucoup inspirée et que je partage maintenant avec les parents que j'accompagne. Une maman expliquait qu'elle avait arrêté de déléguer les tâches ménagères à ses enfants, pour plutôt les faire avec eux. Ces temps de rangement et de nettoyage sont devenus, dans cette famille, des temps passés à deux (un parent et un enfant) au cours desquels dialogue et complicité pouvaient s'instaurer, et pendant lesquels la maman prenait le temps d'apprendre à l'enfant comment faire les choses.

S'appuyer sur la puissance des routines

Nous avons déjà tous plus ou moins des routines en place dans notre quotidien. D'ailleurs, elles fonctionnent plus ou moins bien. Notre rythme de la journée est guidé par l'école, le travail et nos différentes activités. Nous devons nous préparer le matin (se laver, s'habiller, petit-déjeuner), être à l'heure à un endroit précis, rentrer le soir, faire le dîner et nous coucher (ceci est un condensé bien sûr !). Nous n'avons pas besoin de réfléchir à ce par quoi nous voulons commencer, ni à nous souvenir de ce que nous devons faire.

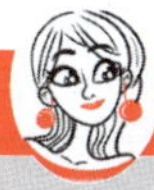

Témoignage de Christine

« Tous les matins, je fais quasiment la même chose en pilote automatique : je me réveille à 5 h 45, je fais quelques mouvements pour m'étirer, je m'habille, je descends mettre la cafetière en route, je m'installe à mon ordinateur pour écrire, je réveille mes enfants à 7 heures précises, je les aide à s'habiller et à se coiffer, je peaufine ma tenue et nous nous retrouvons tous à 7 h 15 pour le petit-déjeuner. À 7 h 40 nous sommes tous dans la voiture en direction de l'école. Vu le timing serré, nous avons parfois un peu de retard. Si je sens que cela me fait râler, alors c'est à moi de changer ma routine. »

Vous aussi lecteurs, vous avez sûrement des routines en place dans votre quotidien et ce challenge vous invite à les réévaluer pour examiner si elles génèrent plus de stress que de sérénité dans votre quotidien. Les regarder en face et les réajuster peut vous permettre d'éviter les zones rouges de la journée. Peut-être que de vous lever quinze minutes plus tôt le matin pourrait faire une énorme différence ? Ou bien peut-être que préparer les vêtements la veille et vous assurer que les chaussures (et les chaussettes) sont bien au pied des escaliers avant d'aller vous coucher pourrait également vous faire gagner en « zénitude » ? Réfléchissez et cherchez à peaufiner vos routines du matin et du soir. Peut-être même que vous suivez une routine par pur automatisme sans vraiment l'avoir choisie et qu'elle ne vous convient pas ?

Mais peut-être pensez-vous que les routines sont comme une discipline qui vous contraint et limite votre liberté ? Nous pensons, au contraire, que les routines sont source de grande liberté car elles nous permettent de ne plus subir le quotidien et, surtout, comme nous n'avons plus à réfléchir, nous pouvons mettre notre attention sur d'autres choses, plutôt que de gérer les crises et les urgences. Les routines nous permettent d'être plus concentrés, disponibles et plus efficaces dans nos vies. Elles peuvent sauver notre vie de famille. Quand elles sont bien pensées et mises en œuvre, les routines peuvent nous apporter une dose de paix et de sérénité au sein de nos vies chaotiques et parfois trop remplies.

Ce challenge vous invite aussi à puiser encore plus loin dans la puissance et le pouvoir des routines. En effet, bien que nous ayons tous des routines plus ou bien moins établies pour les grands moments de notre journée (réveil, conduites, repas, coucher…), ce qui fait souvent râler beaucoup de familles, c'est la multitude des choses que nous avons à faire (et à ne pas oublier) dans notre journée. Entre les enfants, le travail, les obligations sociales, les engagements bénévoles, la gestion des lessives, la contrainte des courses, les devoirs, les factures à payer, etc. Alors pourquoi ne pas pousser plus loin nos routines familiales pour avoir plus de paix ? Et si nous cherchions à fonctionner davantage en pilote automatique pour finalement être encore plus libres ?

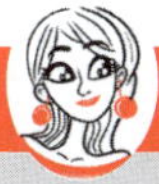

Témoignage de Christine

« Lorsque mes filles avaient 7, 5 et 1 an, nous avions un problème important : je n'arrivais pas à ce qu'elles se brossent les dents et trop souvent nous oubliions cette étape importante. Je commençais à avoir honte ! À chaque fois que je prenais conscience de notre oubli, elles étaient déjà au lit et, franchement, je n'avais pas le courage de les relever et de tout recommencer ! À partir du moment où j'ai pu créer une routine ferme et solide le soir, j'ai pu intégrer cette nouvelle habitude dans notre vie. Désormais, la routine est la suivante : quand les filles ont fini de manger, elles débarrassent leurs couverts, font leur lunch box (pas de cantine aux États-Unis !) et montent se brosser les dents. Pendant ce temps, mon mari et moi finissons notre dîner ou commençons le rangement de la cuisine. Les filles redescendent pour finir d'aider dans la cuisine et pour qu'on leur lise une histoire. Tous les soirs, les choses se passent de la même manière. Mon mari applique la même routine, et nous respectons l'ordre des choses. Ainsi, les filles savent exactement à quoi s'attendre : elles n'ont pas besoin d'obéir ni de se souvenir. Au début, nous avons dû leur rappeler, mais les choses se sont ancrées et sont devenues prévisibles. Si tout le monde fonctionne avec des habitudes, cela crée de la sérénité à la maison. »

Si vous êtes séparés, ne vous inquiétez pas, les enfants sont tout à fait capables de comprendre qu'il y a une routine différente chez papa et chez maman. Le plus important est que vous soyez constant avec votre propre routine pour que votre enfant sache exactement à quoi s'attendre quand il est chez vous.

Quand vous pensez à créer vos propres routines, souvenez-vous que votre famille est unique et qu'une routine qui peut fonctionner chez vos amis ne marchera pas forcément chez vous. Votre routine doit devenir le squelette de votre quotidien et être au service de vos besoins et de ce que vous avez envie de vivre en famille. Elle doit aussi respecter votre rythme familial. Êtes-vous plutôt une famille rapide au réveil ou avez-vous besoin de deux heures avant de monter dans la voiture ? Mangez-vous en 30 minutes ou en une heure et demie ? Pour que votre routine quotidienne vous aide vraiment, il est important qu'elle prenne en compte vos besoins propres et qu'elle devienne un vrai pilier pour satisfaire votre harmonie de vie.

Quitte à mettre en place une routine, profitez de l'occasion pour y inclure des choses importantes qui vous apportent une vraie satisfaction (comme du sport, de la méditation, de la célébration…). Si vous cherchez à forcer une routine qui ne vous convient pas vraiment, et que vous n'avez pas vraiment envie de la mettre en place, vous aboutirez à plus de frustrations et vous l'abandonnerez probablement en cours de route.

À vous !

1. Prenez le temps de faire un brainstorming et de noter ci-dessous toutes les tâches répétitives et indispensables que vous devez faire (ou voulez faire) tous les jours.

....

....

....

2. Créez vos routines et surtout écrivez-les, car vous pouvez être certain que vos bonnes intentions seront vite oubliées dans la spirale du quotidien. Si vous avez votre routine sous

les yeux, vous pourrez la suivre sans réfléchir jusqu'à ce que l'habitude s'ancre en vous.

Écrivez votre routine du matin, votre routine de l'après-midi et votre routine du soir, et accrochez-les sur la porte de la chambre de chaque membre de votre famille, ou sur le frigo, ou dans la pièce principale de votre maison (le bas des escaliers est aussi un bon lieu).

Si votre routine quotidienne change trop en fonction des jours de la semaine, alors réécrivez-la à un rythme hebdomadaire. Votre routine sera aussi peut-être différente selon les membres de la famille, dans ce cas vous pouvez la personnaliser.

Vous trouverez ci-après un exemple de routine de Christine (qui vit aux États-Unis, donc sur un rythme qui n'est pas forcément le même qu'en France).

Vous pouvez vous aussi télécharger votre propre modèle de routine sur le site http://www.j'arretederaler.com

3. Une fois que votre routine est définie, essayez de la mettre en place. Soyez tenace et en même temps flexible. Votre routine doit être là pour vous aider et vous rendre la vie plus agréable et sereine. Soyez aussi prêt à ce qu'elle évolue avec le temps et l'expérience. Votre routine sera aussi différente le week-end et pendant les vacances.

Sachez aussi qu'il va probablement y avoir plusieurs choses qui vont venir interférer avec vos routines. Ces interférences sont inévitables et finalement impossibles à prévoir. Vous aurez des rendez-vous de dentiste, de médecin, des jours où vous aurez tout simplement trop de choses à faire. Ne vous inquiétez pas et apprenez à être flexible. Votre routine ne doit pas être une contrainte, mais plutôt un rythme, une danse que vous avez avec votre famille. Vous pouvez apprendre à en sortir et à y revenir !

LA ROUTINE DE MAMAN

MATIN :

5 h 45 : Réveil

Gymnastique matinale 5 à 10 minutes - S'habiller

6 h : Ecriture/méditation/lecture

7 h : Réveil des enfants

7 h 15 : Petit-déjeuner

7 h 30 : Mettre le lave-vaisselle en route + éponge et balai

7 h 40 : Déposer les enfants à l'école

APRES-MIDI :

15 h 30 : Temps calme avec les enfants/goûter/debrief

16 h : Vider le lave-vaisselle/Voir ce qu'on va manger au dîner

16 h 15 : Aide aux devoirs / Finir mes e-mails (pas après 18 h)

SOIR:

18 h : Préparation du dîner

18 h 30 : Dîner et célébration en famille

19 h : Rangement de la cuisine avec tout le monde

19 h 30 : Câlin/histoire

20 h : Douche/préparer mes habits du lendemain

20 h 30 : Lecture/TV/écriture/travail au choix

21 h 30 Au lit + 22 h Dodo

WWW.JARRETEDERALER.COM

LA ROUTINE DE ENFANT

MATIN :

7 h : Je me réveille. Je m'habille + me coiffe + mets mes chaussures

Si besoin je mets la machine en route pour laver mon linge

7 h 15 : Je prends mon petit-déjeuner

7 h 30 : Je mets mon bol et couverts dans le lave-vaisselle

+ je débarrasse la table + je passe un coup d'éponge

APRES-MIDI :

15 h 30 : Goûter tous ensemble

16 h : Rangement du goûter + j'aide à vider le lave-vaisselle si besoin

+ je mets mon linge à sécher ou je le range s'il est déjà sec

16 h 15 : Je fais mes devoirs + je prépare mon sac de classe pour demain

17 h 15 : Je joue

SOIR :

18 h 15 : Je me mets en pyjama + je prépare mes habits pour demain

+ j'aide à mettre le couvert

18 h 30 : Dîner et célébration

19 h : Je débarrasse le dîner + je passe l'éponge et/ou le balai

Je me brosse les dents

19 h 40 : Histoire/câlins Lecture

20 h 15 : Extinction des feux

WWW.JARRETEDERALER.COM

Au début, vous aurez besoin de lire votre routine et, petit à petit, elle deviendra une seconde nature.

« Les routines sont comme des majordomes de l'esprit », dit Michael McCullough, professeur de psychologie de l'université de Miami (voir notre bibliographie p. 217). « Une fois que vous avez une routine en place, alors le processus mental pour que la mise en œuvre du comportement se fasse est automatique », nous n'avons donc plus besoin de râler pour que les choses se fassent ! Elles se font parce que c'est comme cela que nous faisons les choses dans notre famille ! Nous n'avons plus à subir le stress de ne plus savoir comment reprendre notre vie en main, et nous faisons tout simplement ce qui doit être fait. Plutôt que de devoir tout réinventer tous les jours, nos routines sont notre squelette de vie et nous pouvons donc consacrer notre esprit et notre énergie à des choses qui ont plus de sens pour nous.

Les routines sont aussi rassurantes pour nos enfants qui savent désormais ce qui va se passer, ce à quoi ils peuvent s'attendre et ce que nous attendons d'eux, un élément essentiel et apaisant au cœur de notre monde chaotique. Les routines sont aussi précieuses pour les parents : elles nous permettent de nous sentir plus compétents et nous rassurent sur notre capacité de prendre notre vie en main. Les routines et les rituels nous permettent d'être plus présents et disponibles aux autres. Elles améliorent notre relation avec nos enfants et notre vie de couple.

Moi, Christine, j'ai choisi de scolariser mes enfants dans une école Steiner où les routines et les rituels sont le ciment de l'éducation. Rudolf Steiner, philosophe autrichien de la fin du XXe siècle, disait d'ailleurs que « le rythme restaure le pouvoir ». Le rythme est en effet un des secrets cachés de la nature et, si on regarde bien, on peut le trouver partout, dans les cycles des planètes, des saisons, du calendrier, du corps humain... Ce challenge nous invite à intégrer ce rythme dans notre vie de famille.

Avoir un projet commun de vie de famille et en faire un tableau

Notre vie de famille se résume trop souvent à de la logistique, des journées trop courtes, trop de bazar et trop de râleries, et franchement parfois tout cela manque de sens ! On a l'impression de courir toute la journée sans arriver nulle part comme un hamster dans sa roue. Nous vivons ensemble sous le même toit et nous n'avons finalement pas vraiment de projet commun. Nous vivons côte à côte sans vision commune de ce que nous voulons partager ensemble.

Pour prendre le temps d'identifier ce qui compte vraiment pour chacun, et pour le rendre concret et visible aux yeux de tous, nous pouvons créer un tableau de vision familiale.

Mais qu'est-ce qu'un tableau de vision familiale ? C'est un tableau sur lequel nous (adultes et enfants) allons disposer (punaiser ou coller) des images et des mots qui vont représenter la vision que nous projetons sur notre vie. C'est en fait une représentation visuelle de nos objectifs, nos rêves, nos ambitions. Les tableaux de vision aident les enfants et les adultes à se concentrer sur les choses positives qu'ils désirent réaliser ou obtenir dans leur vie. Ils aident à dépasser nos peurs, nos frustrations, nos limitations et à ouvrir un espace pour créer de la perspective.

Les tableaux de vision familiale offrent d'infinies possibilités d'exploration :

- Nous pouvons créer un tableau de vision familiale de ce que nous voulons vivre à la maison (entraide, écoute, soirées jeux de société, soirées film en famille, cuisiner tous ensemble au moins une fois par semaine, grasses matinées des parents, apéros célébration, bienveillance, bonne humeur, etc.).
- Nous pouvons créer un tableau de vision des voyages ou des aventures que nous aimerions vivre tous ensemble (un *road trip* en Bretagne ou en Asie, une virée en kayak sur la rivière, la traversée de

l'Alsace à vélo, des vacances en Corse, distribuer des repas aux sans-abri le soir de Noël, etc.). Allez-y, n'hésitez pas, rêvez en famille !

- Nous pouvons créer un tableau de vision de nos objectifs et de nos ambitions afin de nous soutenir les uns les autres (arriver sur le podium en compétition de natation, avoir ma ceinture verte d'aïkido, réussir à jouer le morceau de Bach à la flûte, passer en seconde, cuisiner toutes les recettes de mon nouveau livre de cuisine, réussir mon permis moto, déménager dans une maison qui nous convient mieux, méditer tous les matins, réussir à faire 21 jours consécutifs sans râler !).

Ou vous pouvez aussi tout combiner, pourquoi pas ! Les idées sont illimitées !

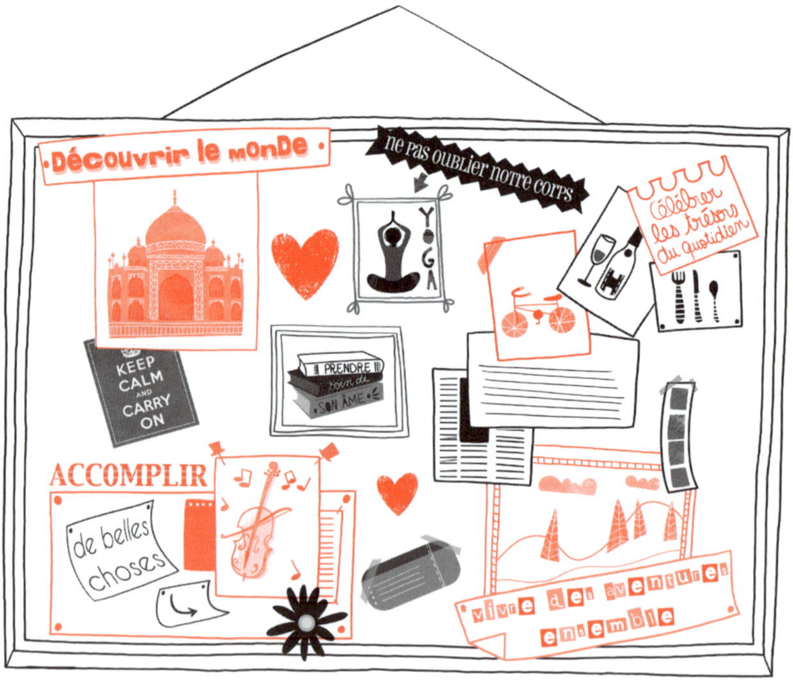
Découvrir le monde
Ne pas oublier notre corps
YOGA
Célébrer les trésors du quotidien
KEEP CALM AND CARRY ON
PRENDRE soin de SON ÂME
ACCOMPLIR
de belles choses
vivre des aventures ensemble

Nous pouvons alors accrocher le tableau de vision dans la pièce principale de la maison, à un endroit où tout le monde peut le voir régulièrement car le principe de base qui sous-tend cet exercice est que « si vous pouvez l'imaginer, vous pouvez le faire, si vous pouvez le rêver, vous pouvez le devenir » (William Arthur Ward, écrivain américain du xxe siècle connu pour ses proverbes, pensées et citations).

Il est important d'expliquer à tous les membres de la famille que ce n'est pas parce que c'est sur le tableau que cela va arriver tout de suite. Le tableau est là pour mettre nos rêves et notre vision au cœur de notre vie. C'est un rappel de toutes les choses et de toutes les expériences que nous nous réjouissons de pouvoir vivre ensemble.

Le tableau représente aussi les objectifs que chaque membre de la famille a envie d'atteindre. C'est un tableau des possibilités qui nous permet de nous libérer de nos limites et de nos contraintes.

Nous pouvons, bien évidemment, placer sur le tableau des objets que nous avons envie d'avoir. Mais il est important aussi d'aller plus loin et d'encourager tout le monde à exprimer des ambitions nouvelles et positives (obtention d'un diplôme, changement de job, voyage, pratique d'un sport ou d'un instrument de musique...).

Faire un tableau de vision en famille est un merveilleux moyen de créer du lien entre nous, de nous soutenir les uns les autres et d'avancer sur le même chemin. Au final, nous nous sentons plus proches les uns des autres et plus proches de nos objectifs. Nous avons alors beaucoup moins de raisons de râler !

À vous !

1. **Réunissez votre famille** autour de la grande table de la maison. Assurez-vous d'avoir avec vous des catalogues, des magazines (mode, voyages, décoration, santé...).
Il vous faudra également plusieurs paires de ciseaux, un tableau de liège et des punaises, ou bien une grande feuille cartonnée avec de la colle et du scotch double face.

2. **Expliquez à votre famille l'idée du tableau de vision** et décidez ensemble le type de tableau que vous voulez créer.
Voici quelques questions que vous pouvez explorer dans un premier temps :
– Quelle est/serait la devise de notre famille ?
– Quelles sont les valeurs les plus importantes pour vivre heureux ?
– Qu'est-ce que vous aimeriez faire dans les trois mois, six mois, trois ans, cinq ans à venir ?
– Qu'est-ce qui est important pour vous ?
– Une vie de famille heureuse, cela ressemble à quoi ?
– Quels sont les mots forts qui résonnent en vous et qui vous aident à donner le meilleur de vous-même dans une journée ?
– Qu'est-ce que vous désirez le plus ?
– Qu'est-ce que vous désirez le moins ?
– Une bonne journée, ça ressemble à quoi ? Quels sont les ingrédients ?

3. **Commencez ensuite à découper des images que vous aimez** dans les catalogues et les magazines. Tout le monde doit choisir des images, des mots ou des phrases qui lui plaisent.

4. Une fois que tout le monde a devant soi une pile d'images et de mots, chacun prend son tour pour partager ses rêves et ses objectifs.

Cherchez à trouver des thèmes communs ou bien regardez si la famille soutient le rêve de la personne qui a la parole (« oui, c'est une super idée de commencer la guitare, je pense que cela pourrait te plaire » ou « oui, cela serait super de camper plus souvent… »). Si c'est le cas, le rêve rentre bien dans la catégorie « rêves de famille » !

L'objectif est de trouver dix à quinze rêves de famille partagés. Tout le monde n'a pas besoin d'être inclus dans tous les rêves, mais tout le monde doit avoir le désir de soutenir chacun des rêves qui sera sur le tableau. Les projets peuvent être à court terme (trois à six mois) ou bien à plus long terme (cinq à dix ans !).

5. Ancrez votre vision en commençant le montage de votre tableau. Choisissez comment vous voulez disposer les images ou les mots sur votre tableau (vous pouvez les superposer). Vous pouvez aussi écrire des mots ou des citations avec des feutres, et ajouter des autocollants ou des paillettes !

6. Affichez le tableau dans une pièce centrale de la maison pour le voir souvent. N'hésitez pas à en parler ensemble et à voir comment les choses évoluent par rapport à votre vision. Notez lorsque vous êtes sur le bon chemin et lorsque vous dérivez (sans vous juger) ! Recommencez l'exercice tous les six mois ou tous les ans pour mettre à jour le tableau et donner un nouveau souffle à votre vision.

J'ARRÊTE DE RÂLER SUR MES ENFANTS (ET MON CONJOINT)

Passez à l'action. Quand vous regardez votre vision, choisissez un ou deux objectifs et posez-vous la question : « Qu'est-ce que je peux faire cette semaine pour faire avancer ce rêve ? » Une petite action (im)parfaite qui fera toute la différence.

Rappel

Pour cultiver la bonne humeur, n'oublions pas ces quelques « trucs » :

- **avoir toujours du champagne (ou une boisson de fête au frais) ;**
- **semer des petits messages d'instructions ;**
- **aménager sa maison pour se simplifier la vie ;**
- **utiliser un « tableau des émotions et des besoins » ;**
- **partager ensemble ce qui nous fait vibrer ;**
- **croire que mon enfant fait partie de la solution, plus que du problème ;**
- **repenser les corvées ;**
- **s'appuyer sur la puissance des routines ;**
- **avoir un projet commun et créer un tableau de vision familiale.**

CHAPITRE 7
Quelques trucs à faire juste avant la crise pour la contourner

Oui, oui, vous avez choisi d'arrêter de râler. Vous avez même essayé quelques trucs piochés dans le chapitre précédent. Mais là, vraiment, c'est trop dur. La râlerie est imminente, prête à sortir… Pour toutes ces situations où nous sommes sur le point d'exploser et de râler, nous avons aussi quelques outils à expérimenter, quelques trucs à personnaliser ! Les voici.

Oser demander de la reconnaissance

Nous l'avons vu, une des choses qui nous font râler, c'est le manque de reconnaissance de notre famille par rapport à tout ce que nous faisons. Nous nous agitons dans notre coin, en espérant bien que quelqu'un dans cette famille verra tout ce que nous faisons et nous dira merci. Et… rien.

Nous tombons alors souvent dans l'un de ces deux pièges :

- soit nous ronchonnons dans notre coin en râlant et en nous disant : « C'est tout de même dingue que personne ne voit le boulot que j'abats. » Et il y a fort à parier que la prochaine personne qui croise notre chemin en prenne pour son grade ;
- soit nous râlons tout haut en criant quelque chose comme : « J'en ai marre de tout faire toute seule, vous ne m'aidez jamais, j'ai l'impression que vous croyez que je suis à votre service ! ».

Il est possible donc, avant de tomber dans le piège de la râlerie qui ne convient à personne, de nous connecter à notre émotion (comment je me sens ?), de chercher quel besoin n'est pas satisfait (de quoi j'aurais besoin ?) et de partager notre besoin paisiblement.

ON NOUS A DIT

« Il m'est arrivé, après avoir préparé un repas seul pendant que tout le monde vaquait à ses occupations, de poser un plat sur la table dans la plus grande indifférence générale. J'avais envie de râler, mais j'avais aussi envie de préserver la belle humeur qui m'avait habité pendant la préparation du repas. J'ai alors osé demander un "merci pour le repas" et j'ai dit : "J'ai pris du temps et de l'attention pour vous préparer un bon repas et j'ai besoin qu'on me dise merci." Certes, le merci de mes enfants n'était pas spontané, mais j'en ai tiré tout de même de la reconnaissance... et la satisfaction de ne pas avoir râlé. »

Martin

Oser demander de la reconnaissance est satisfaisant car, dans cette situation, nous nous respectons. Nous avons fait un effort, nous souhaitons un merci, nous le demandons.

Arrêter de faire des demandes en bas des escaliers

Comme c'est énervant de ne pas se sentir entendu ! Nous trimons seul(e) et quand nous appelons à l'aide, rien, personne, zéro réaction... Grrrr !

Essayons de comprendre ce qui se passe à l'aide du scénario suivant : Nicolas, papa de trois enfants, prépare le repas dans la cuisine. Cela fait déjà quelques minutes qu'il se sent seul à travailler pour la communauté, quand il décide que cela suffit et qu'il lui faut de l'aide. Il va en bas des escaliers (au bout du couloir ou à la porte du jardin) et dit d'une voix forte : « J'ai besoin d'aide. Il faut éplucher les pommes de terre. Venez m'aider ! » Souvent, lorsque nous sommes dans la situation de Nicolas, notre appel reste sans réponse, et nous nous retrouvons à bouillir de plus en plus, à maudire notre famille qui ne voit pas tout le travail que nous faisons et qui pourrait tout de même se bouger un peu plus pour venir nous aider !

Que se passe-t-il du point de vue des enfants ? Les enfants jouent, s'amusent, lisent. Ils sont dans leur monde du moment, monde où la notion de préparation de repas et d'aide à la famille n'existe pas pour l'instant, monde où la colère qui bouillonne en nous n'existe pas non plus. Et lorsque nous les interpellons à tue-tête et à distance, notre monde ne se connecte pas au leur, ils ne réagissent pas. C'est pour cela qu'il est inutile de râler en bas des escaliers (au bout du couloir ou à la porte du jardin). Nous devrions plutôt aller faire notre demande en face à face, les yeux dans les yeux. C'est dans les yeux que l'enfant comprend l'émotion. Lorsque je prends le temps de me connecter visuellement à mon enfant, en me mettant à sa hauteur, par exemple, et que je lui parle de ma situation (je prépare le repas depuis un quart d'heure), de mon émotion (je me sens un peu seul), de mon besoin (j'aurais besoin d'un peu d'aide), et qu'alors je lui fais ma demande (quand penses-tu pouvoir venir m'aider ?), alors j'augmente les chances d'avoir une réponse positive (et surtout, je tisse le lien d'une belle relation avec mon enfant car ma démarche est respectueuse des besoins de tous).

Garder en tête l'image du test de la barrière

C'est parfois surprenant d'observer comment notre enfant semble vouloir faire des choses auxquelles justement nous venons de dire non.

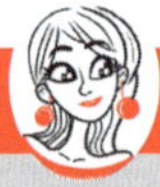

Témoignage de Christine

« Quand mon enfant dépasse les limites, qu'il fasse une crise à la caisse d'un magasin pour que j'achète des chewing-gums ou qu'il semble me défier avec un propos virulent, je me remémore toujours un conseil de ma maman : les enfants ont besoin de se sentir en sécurité et de savoir que nous sommes capables de poser un cadre solide autour d'eux pour les protéger de ce monde qu'ils ne maîtrisent pas. »

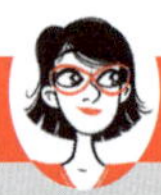

Témoignage de Florence

« Je me souviens d'une conférence que j'avais entendue lorsque mes enfants étaient petits. La conférencière nous avait expliqué que le cadre, le "stop" que nous posons à nos enfants n'est pas enfermant, mais plutôt "contenant" et que c'est sur cette barrière que l'enfant pourra prendre appui pour se mettre debout. S'il n'y a pas de "non", il n'y a pas d'appui ni de repère pour grandir. »

Les règles de vie que nous posons sont un peu comme une barrière de balcon qui protège et empêche de tomber. Ces règles parlent de nos valeurs et de ce que nous voulons transmettre à notre enfant. Souvenons-nous que nos règles seront d'autant plus puissantes qu'elles seront peu nombreuses et « justes » (et aussi adaptées à l'âge de notre enfant).

Finalement, nous pouvons prendre conscience que souvent trop de limites tuent la limite. Notre enfant se sent coincé, et nous devons nous transformer en policier et râler toute la journée. Il est donc important de bien choisir ses règles et de, finalement, créer pour notre famille un cadre qui a du sens, un cadre que nous avons vraiment envie de poser pour le bien-être de tous. Des limites justes et claires pourront en effet vraiment permettre de créer ce cadre qui servira de structure (ou de colonne vertébrale) pour accompagner notre enfant dans sa croissance.

Et nous pouvons compter sur notre enfant pour venir régulièrement tester la barrière et vérifier qu'elle est bien solide, et c'est normal. À nous de lui prouver que c'est le cas. À ce moment-là, quand l'enfant vient nous tester, si nous crions et que nous nous énervons, nous pensons être fermes, mais en fait nous créons l'effet inverse et provoquons chez lui un sentiment d'angoisse et de peur.

Donc le « truc » que nous voulons vous proposer est de vous souvenir de cette image de la barrière qui a besoin d'être testée, afin de pouvoir continuer à poser tranquillement ce cadre que vous avez choisi.

Oser différer sa réponse

Nous croyons parfois que pour être un parent compétent, il faut être capable de répondre immédiatement aux demandes de nos enfants. En tant qu'adulte, nous nous mettons facilement la pression pour montrer à nos enfants que nous savons comment faire face à toutes les situations. Pourtant, parfois, leur demande nous met mal à l'aise (qu'elle heurte nos valeurs, qu'elle chamboule notre emploi du temps ou qu'elle nous demande de l'énergie et du temps) et nous fait entrer dans une zone potentielle de râleries.

Prenez le cas assez classique de votre enfant qui revient de l'école vendredi soir en vous annonçant qu'il a super envie d'aller chez son copain samedi après-midi. Dans notre tête peuvent alors surgir deux types de pensée :

- « C'est important, l'amitié, cela serait chouette qu'il y aille » et vous répondez oui, en vous rappelant trop tard que vous-même avez un rendez-vous avec une amie.
- « Oh là là, quelle galère, j'ai déjà des projets pour demain » et vous répondez non, sans prendre le temps d'écouter combien c'est important qu'il puisse voir son copain.

Dans les deux cas, il y a de la râlerie dans l'air car soit nous sommes coincés entre deux contraintes (conduire mon enfant chez son copain et être à l'heure à mon rendez-vous), soit nous devons gérer la frustration de notre enfant, sans vraiment être sûrs de la décision prise trop rapidement (c'est vrai, c'est important l'amitié, nous aurions peut-être dû dire oui !).

Alors, plutôt qu'un oui trop rapide qui nous met dans l'embarras, ou qu'un non qui engendre une crise, nous vous invitons à oser différer votre réponse afin qu'elle soit juste pour tout le monde (pour lui et pour vous).

Lorsque mon enfant me fait une demande qui me met sous tension (sans que je sache toujours pourquoi), je peux :

- confirmer que j'ai bien entendu la demande : « tu souhaites aller chez ton copain samedi, cela te ferait vraiment plaisir » ;
- lui dire que sa demande crée de la tension : « je suis inquiet(e), cela va bousculer mon organisation » ;
- reconnaître que sa demande a du sens : « c'est important de pouvoir voir ses amis » ;

- l'informer que je vais prendre le temps de réfléchir à la question : « j'ai besoin d'un peu de temps pour voir s'il y a moyen d'organiser cela, pour que cela soit agréable pour nous deux ».

En prenant le temps de différer ma réponse, j'ai alors le choix entre :
- répondre oui, et mon oui sera un vrai oui. Un oui que j'aurai mûrement réfléchi, pour lequel j'aurai pesé les avantages et les inconvénients. Un oui que j'aurai choisi et pour lequel je serai en mesure d'assumer les conséquences dans la bonne humeur sans râler. « J'ai réfléchi à ta demande. Je trouve que c'est vraiment chouette que tu puisses voir ton ami. J'ai décalé mon rendez-vous d'une demi-heure avec mon amie pour que je puisse la voir pendant que tu seras chez ton copain » ;
- répondre non, qui sera, lui aussi, mûrement réfléchi et pour lequel j'aurai plus d'ancrage, plus d'assurance pour faire face à la déception possible de mon enfant. « J'ai réfléchi à ta demande. Je trouve que c'est vraiment important de voir ses amis. Et en même temps, je ne suis pas disponible pour les conduites demain. Je te propose d'aller chez ton copain dimanche matin ou mercredi prochain. »

Puisque râler n'est plus une option, cela nécessite que je réfléchisse à « comment faire autrement ». Oser différer ma réponse me donne plus d'ancrage dans mes décisions, je ne suis pas en roue libre à réagir constamment du tac au tac. De plus, en informant notre enfant que nous souhaitons prendre le temps d'apporter une réponse qui nous paraîtra la plus adéquate, celui-ci entendra que sa demande est respectable et que nous sommes prêts à y réfléchir, alors qu'un non trop rapide pourrait lui faire penser que nous le rejetons lui-même, en même temps que nous rejetons sa demande.

Et cette idée-là fonctionne aussi dans la relation entre adultes. Imaginez : Nicolas est au travail, Sophie, la mère de ses enfants, l'appelle de son bureau : « Je sais que le mardi c'est mon tour pour aller chercher les enfants à l'école, mais est-ce que je peux compter sur toi mardi prochain pour y aller car j'ai une réunion ? »

Dans ce scénario, Nicolas peut vite se sentir coincé entre deux situations :

- l'envie de dire oui sans réfléchir car il veut montrer à sa femme qu'elle peut compter sur lui, mais il va devoir faire des changements dans son propre agenda, ce qui franchement ne l'arrange pas ;
- l'envie de répondre non très vite car la dernière fois cela avait mal tourné. Dans ce cas, il devra gérer de la frustration des deux côtés (il ne m'aide pas/elle ne peut pas compter sur moi).

Si, dans la situation de Nicolas, nous prenons le temps de valider la demande de l'autre : « Ta réunion est à quelle heure ? Il faut quelqu'un de disponible à quelle heure pour les enfants ? », et que nous nous engageons à réfléchir avec elle à comment trouver une solution : « Je suis occupé pour l'instant, est-ce que l'on peut se rappeler à midi ? », cela laisse le temps de trouver une solution qui sera juste pour tous :

- en répondant : « Oui, je suis disponible », cela sera un vrai oui car j'aurai pris le temps de voir comment m'organiser par rapport à mes propres contraintes. Ce ne sera pas un oui de super-héros qui veut montrer que l'on peut compter sur lui mais qui, en fait, complique les choses et génère des contraintes impossibles à gérer ;
- en répondant : « Non, je ne suis pas disponible, car vraiment ce jour-là ce n'est pas possible », ce sera un non qui laissera la place à un temps de réflexion pour trouver ensemble une solution (une baby-sitter, les grands-parents, la réunion qui finalement se décale, etc.).

Oser différer sa réponse, c'est prendre le temps de se connecter à son cerveau qui réfléchit, plutôt qu'à celui qui réagit. Oser différer sa réponse, c'est choisir sa vie plutôt que de la subir. D'ailleurs, le bon sens populaire nous invite depuis toujours à prendre le temps de tourner sept fois notre langue dans notre bouche avant de parler !

Autre scénario possible : lorsque le comportement de notre enfant nous fait sortir de nos gonds, il est, là aussi, envisageable de différer notre réaction. Cela nous permettra (même si nous sommes envahis par nos émotions) d'éviter de hurler notre désaccord au point d'être humiliants, ou de laisser tomber par peur du conflit.

En effet, lorsque je constate un comportement inacceptable chez mon enfant, je peux commencer par prendre une grande respiration pour me permettre de choisir la bonne voie qui serait de :

- premièrement, signifier combien je ne suis pas d'accord avec ce qui se passe (« cette situation ne me convient pas du tout ») ;
- puis dire à quel point cela me met hors de moi (« je ne supporte pas de vous voir vous battre », ou « je ne peux pas fonctionner avec tous ces hurlements », ou encore « c'est insupportable pour moi qu'on me parle sur ce ton », etc.) ;
- pour ensuite informer que je souhaite reparler de tout cela plus tard lorsque le calme sera revenu (« je vais aller prendre un petit temps dans ma chambre et je viendrai vous parler quand je serais calmé(e) », ou « je vais aller faire le tour du pâté de maisons pour me calmer et ensuite on en parle », ou encore « on en reparle demain car là je suis en colère et je risque de dire des choses que je ne pense pas vraiment », etc.).

Évidemment, avant de nous éloigner, nous veillerons à mettre l'enfant en sécurité (ranger les outils qu'il avait sortis, séparer les deux frères qui en étaient venus aux poings...).

Quand nous prendrons le temps de reparler de l'événement, il nous faudra alors réaffirmer la limite, le cadre, en étant attentifs à être apaisants, plutôt que de jouer au plus fort. Dans les mots comme dans les gestes, l'humiliation n'aide jamais à grandir. Cette possibilité de différer notre réponse permet de ne pas s'engager sur des terrains glissants que nous regrettons toujours *a posteriori*. Cela permet également à notre enfant de découvrir une autre manière de se comporter lorsque les émotions l'envahissent à son tour.

Témoignage de Florence

« Un soir, alors que nous étions en conflit sévère, mon fils m'a, du fond de sa chambre, envoyé des insultes. Ce n'était pas la première fois. J'ai eu la chance d'être tout d'abord sidérée, ce qui m'a obligée à une pause. Je me revois fermer la porte coulissante de sa chambre et me dire : "Soit je lui hurle dessus que c'est inacceptable, et nous allons partir dans un combat d'ego, soit je ne dis rien." Bien sûr, aucune des solutions ne me convenait. J'ai alors choisi de différer ma réponse, le temps de retrouver mon cerveau qui réfléchit, plutôt que celui qui réagit. Je me revois ouvrir cette porte coulissante et lui dire calmement : "Ce qui vient de se passer ici est inadmissible dans notre famille, je suis tellement en colère que je ne suis pas capable d'en parler avec toi maintenant. Lorsque nous serons tous les deux calmés, nous en reparlerons." Puis, sans attendre sa réponse, j'ai fermé la porte en respirant profondément, soulagée. Différer ma réponse m'a permis d'aborder la question du respect, avec respect pour moi et pour mon fils. »

« S'il pouvait, il pourrait... »

Il nous arrive d'avoir envie de râler sur notre enfant parce qu'il ne range pas sa chambre ou ne s'entraîne pas au piano. C'est alors bon de choisir de prendre du recul, et de replacer notre confiance en lui. Nous pouvons nous dire : « S'il pouvait, il pourrait. » En général, notre enfant a plutôt envie de nous faire plaisir et de bien faire, alors demandons-nous : « Qu'est-ce qui l'empêche de faire ce que nous lui demandons ? » :

- peut-être que sa chambre est vraiment trop en bazar et qu'il se sent complètement dépassé ? Je peux alors trouver un accord pour que nous le fassions ensemble (il range ce qui est par terre et je l'aide avec son bureau) ;

- ou bien parfois aussi, il ne le fait pas parce qu'il n'a pas compris quelque chose (il bloque sur un passage de sa partition de piano et il se décourage) ;
- ou bien il ne le fait pas parce que, selon lui, il a déjà trop à faire et il ne peut pas tout faire. Nous pouvons l'aider alors à organiser ses tâches pour que tout soit faisable.

Quand mon enfant peut, en général, il fait ce que je lui demande.

Demander de l'aide

Certains soirs, tout bien considéré, il semblerait que tous les ingrédients soient réunis pour que nous passions une mauvaise soirée. La journée a été infernale au boulot, les enfants ont l'air d'une humeur massacrante, le petit-déjeuner n'a pas été rangé, il n'y a rien dans le frigo et le dernier vient de se rappeler qu'il a une évaluation demain. Certains, dans cette situation, vont prendre leur courage à deux mains, mettre leur casquette de bon petit soldat et s'atteler à la tâche en serrant les dents. C'est une option possible, mais c'est une option à risque, à risque de râleries.

Le Dr Ginott disait dans ses ateliers de guidance parentale : « On peut être un peu plus gentil que l'on ne l'est vraiment, mais pas beaucoup plus. » On peut donner un peu plus de patience, de disponibilité, d'énergie que l'on en a vraiment, mais pas beaucoup plus. Alors lorsque nous sentons que nous entrons dans une zone à risque de râleries où être gentil et patient risque d'être difficile, il est nécessaire de prendre le temps de réfléchir pour pouvoir demander de l'aide. Nous pouvons réunir nos troupes dans le salon, leur faire part de l'état des lieux et voir comment chacun peut contribuer à sortir la famille de cette zone à risque : le grand peut ranger le petit-déjeuner pendant que nous aidons le dernier à préparer son évaluation, après avoir appelé notre conjoint qui passera chercher des pizzas.

Quand nous sommes avec nos enfants et que nous entrons dans une zone à risque, il est souvent utile de faire un pas de côté pour observer la situation et voir comment nous pouvons demander de l'aide.

Prenons un exemple : cela fait dix minutes que vous « luttez » avec votre petit qui ne veut pas s'habiller. Allez plutôt voir auprès de votre conjoint, d'un frère ou d'une sœur si vous pouvez trouver de l'aide : « Je n'arrive pas à habiller Paul. Peux-tu essayer et, pendant ce temps, je prépare le petit-déjeuner et les tartines. »

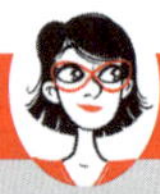

Témoignage de Florence

« Je commençais à déprimer lorsque je voyais la chambre de mon fils. Le bazar ambiant me faisait craindre d'y entrer. J'avais l'impression d'avoir tout essayé : la description de ce que je voyais (je vois une chambre en bazar), la description de ce que je ressentais (quand je rentre dans ta chambre, je me sens tendue et irritée, j'ai besoin d'ordre dans la maison), la valorisation (je vois que tu as rangé tes livres et tes chaussettes), le chantage (si tu ne ranges pas ta chambre, je ne pourrai plus venir te dire bonne nuit dans ton lit). Bref, cette histoire commençait à prendre beaucoup trop de place dans notre relation. Une place désagréable ! Un jour qu'une bonne amie passait par là, je lui demandais si elle accepterait de revoir avec lui l'organisation de sa chambre (c'est son domaine). Quelques minutes plus tard, j'entendais des meubles bouger et de grandes conversations provenir de la chambre de mon fils. Je vis même celui-ci passer pour chercher l'aspirateur. Et j'appris plus tard qu'il avait même aspiré les plinthes. Ils avaient pu faire ensemble un super boulot, allant même au-delà du rangement ! »

Lorsque cela bloque dans la relation avec un enfant, il est temps d'aller chercher des ressources ailleurs, plutôt que de forcer le passage et de se retrouver à râler tous les deux.

Rappel

Pour contourner la crise, essayons de ne pas oublier les « trucs » suivants :

- **oser demander de la reconnaissance ;**
- **arrêter de faire des demandes en bas des escaliers ;**
- **garder en tête l'image du test de la barrière ;**
- **oser différer sa réponse ;**
- **se souvenir que « S'il pouvait, il pourrait... » ;**
- **demander de l'aide.**

Nous avons vu que nous pouvions agir pour contribuer à mettre une bonne ambiance dans la famille, nous avons découvert quelques outils pour éviter au maximum les zones de tension, mais voilà, nous ne sommes pas des surhommes ni des « surfemmes » qui peuvent toujours éviter la crise. Et donc parfois, c'est bien la crise !

CHAPITRE 8
Quelques trucs à faire pendant la crise pour ne pas perdre pied

Cela fait quinze minutes que vous réclamez à votre fille qu'elle mette ses chaussures... Depuis ce matin, c'est bagarre et chamaillerie à tous les étages... Votre aînée ne vit plus qu'entre la salle de bains et sa chambre, et n'apparaît que pour se « vautrer » au bout de la table en ronchonnant aux heures des repas. Rassurez-vous, voici quelques « trucs » pour faire face vaillamment à ces inévitables crises !

Respirer et parler tout bas

La première chose à faire pour faire tomber la pression de la cocotte-minute prête à exploser est de respirer ! Prendre trois grandes respirations en inspirant par le nez et en expirant par la bouche. Inspirer (j'en ai marre de cette situation). Expirer... Inspirer (qu'est-ce que je pourrais faire ?). Expirer... Inspirer (quel est mon projet de vie pour ma famille ?). Expirer...

Prendre le temps de respirer calmement alors que la situation nous agresse, cela permet déjà de se calmer un peu et aussi de montrer aux enfants que nous sommes en train de gérer la pression que nous ressentons. D'un point de vue physiologique, cela nous permet de nous oxygéner et de nous donner un nouveau souffle.

Ensuite, si mon enfant est agité, énervé et qu'il crie, nous pouvons nous mettre à parler tout bas pour essayer de comprendre ce qui se passe. Si je crie moi aussi, je ne fais qu'empirer les choses. Comme je parle assez bas (pas trop non plus !), je mets du calme dans mon attitude. Si je parle bas avec l'envie d'apaiser la situation, mon enfant sera invité à aller vers le calme pour pouvoir entendre ce que je dis.

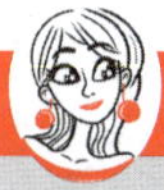

Témoignage de Christine

« J'ai vu une maîtresse (dans l'école Steiner de mes enfants) faire cela dans une classe de vingt-huit enfants de moins de sept ans, et c'est magique ! »

Chanter

Quand la pression monte et que nous voyons arriver la goutte qui va faire déborder le vase, il faut que cette pression puisse s'évacuer, sans râler de préférence. Et si nous chantions ! En général les enfants sont surpris et cela nous permet de nous ventiler sans crier sur eux (quand je crie, je le regrette toujours).

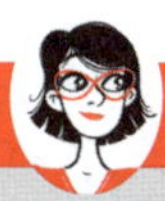

Témoignage de Florence

« Je me revois dans la salle de bains devant la table à langer et face à mon enfant qui gesticule dans tous les sens pendant que j'essaie en vain de l'habiller. Je me revois agacée, énervée, impatiente, prête à me mettre à hurler ma rage et mon exaspération de ne pas arriver à faire ce que je voulais.

J'en avais marre ! Ras-le-bol ! Je me revois avoir cette demi-seconde de lucidité grâce à une grande respiration, lucidité qui m'a permis de choisir entre hurler et chanter. J'ai chanté et ce n'était pas une berceuse, non, cela ressemblait à un chant guerrier chanté par une cantatrice (amateur) : "J'en ai marre, j'en ai marre, j'en ai marre de devoir me battre pour habiller ma fille, j'en ai marre, j'en ai marre, j'en ai marre de devoir lutter pour vous habiller." Vous pouvez imaginer la tête de mon enfant ! Elle a tellement été surprise qu'elle a oublié de bouger. J'ai tellement été calmée que j'ai pu continuer à chanter mais avec le sourire. J'ai pu l'habiller, tout en chantant, et ce qui aurait pu se terminer dans la colère s'est achevé dans la joie. »

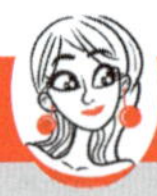

Témoignage de Christine

« Je me souviens bien de ma maman qui utilisait souvent le chant pour faire tomber la pression quand nous la faisions tourner en bourrique avec nos histoires de fringues et nos crêpages de chignons. Le refrain qu'elle entonnait souvent était : "Ah les filles, les filles, les filles..., ça me tuera, ça me tuera... si j'en manque un jour !" On aimait bien la fin de la chanson ! Aujourd'hui, moi aussi maman de trois filles, je reprends souvent cette chanson, ou parfois je chante tout simplement ce que j'ai sur le cœur : "Ah, ça ne me va pas tout ça, je ne peux pas gérer tout ça, c'est vraiment trop tout ça, il faut que ça cesse tout ça..."

S'asseoir par terre

Quand notre enfant nous énerve le plus, quand nous n'en pouvons plus, qu'il pousse nos limites et que nous sentons que nous allons crier, notre réflexe peut être de fuir pour éviter que la situation dégénère, ou de repousser notre enfant pour qu'il nous laisse tranquilles. Pourtant, il semblerait qu'à ce moment-là, ce dont a besoin l'enfant, c'est de notre présence. Et tant que nous ne lui donnerons pas, il n'arrivera pas à passer à autre chose.

Dans pareille situation, moi, Christine, j'applique un conseil qui m'a été donné par la directrice de la maternelle de mes enfants : « Quand tu as le plus envie de repousser ton enfant, cela veut dire qu'il faut que tu le prennes dans tes bras. » Alors je laisse tout tomber, je m'assois par terre (à son niveau) et je demande s'il a envie d'un câlin. L'expérience m'a prouvé à maintes reprises qu'au bout de cinq minutes, tout rentre dans l'ordre. Cela fonctionne avec les petits, mais vous serez surpris de voir que cela peut marcher aussi avec les plus grands ! Avec eux pas besoin de s'asseoir par terre, mais quand nous sentons que nous avons envie de rejeter notre enfant, nous pouvons au contraire nous asseoir sur une chaise et chercher à s'en rapprocher en lui offrant de le prendre dans nos bras.

C'est incroyable à quel point un contact physique peut faire du bien dans une relation.

Parfois, lorsque notre enfant nous paraît insupportable, cela peut être signe que son réservoir affectif est presque à sec. Gary Chapman (auteur, conseiller conjugal, pasteur et conférencier américain spécialiste du mariage et de la famille) ainsi que Catherine Dumonteil Kremer (auteur, conférencière formatrice, conceptrice des stages parentaux « Vivre en famille ») parlent de la notion de réservoir affectif (voir notre bibliographie p. 218). Adultes comme enfants, nous avons tous un réservoir affectif. Lorsque notre réservoir affectif est plein, nous sommes enthousiastes et coopérants. Les problèmes que nous rencontrons vident notre réservoir et nous devenons alors irascibles et agressifs. Pour notre enfant, il en est de même, avec la spécificité que son réservoir est plus petit et qu'il se vide et se remplit beaucoup plus vite. Lorsque notre enfant nous paraît insupportable, c'est peut-être le seul moyen qu'il a trouvé pour nous dire que son réservoir affectif est presque vide. Lorsque je prends le temps de m'asseoir, de me connecter à lui, je remplis son réservoir affectif (et le mien). Il n'a alors plus besoin de chercher à attirer mon attention. Je peux reprendre ce que j'étais en train de faire.

Faire une pause pipi (même si vous n'en avez pas besoin !)

Parfois, trop c'est trop. Nous sommes vraiment énervés par le comportement de notre enfant, impossible pour nous d'aller vers lui à cet instant. Et comme souvent dans les moments de crise, nous avons tendance à « réagir » sous la pression plutôt que d'être vraiment dans le choix de ce que nous voulons faire, et nous explosons. Il est alors plus que temps de faire une pause pipi (ou d'aller dans une autre pièce pour deux minutes). Cela va nous donner suffisamment de temps pour prendre du recul et choisir qui nous voulons être, et comment nous voulons gérer la situation.

Souvent, lorsque nous crions, nous le faisons surtout parce que nous nous retrouvons face à nos propres peurs de ne pas être un bon parent. Nous sommes perdus, nous doutons de l'éducation que nous souhaitons donner à nos enfants et, du coup, nous réagissons d'une manière disproportionnée. Sortir de la pièce permet de prendre du recul, de se retrouver et de choisir comment gérer la situation. Évidemment, il faut vous assurer que l'enfant ou les enfants soient en sécurité avant de sortir de la pièce.

Faire le miroir

Quand notre enfant tape du pied parce qu'il veut un bonbon « tout de suite », et qu'il répète, répète, répète son envie en espérant que nous céderons, nous avons parfois envie de lui crier : « Arrête, tais-toi, tu me casses les oreilles ! » (nous accusons et nous n'avons pas le mot juste). Nous râlons, nous crions tout en sachant très bien (par expérience) que cela ne servira à rien (à moins de le menacer de violence, mais ce n'est pas la manière dont nous voulons élever nos enfants). Nous pouvons alors choisir de jouer le miroir et de refléter son attitude pour lui montrer que nous le comprenons et que nous nous connectons avec sa frustration.

Moi, Christine, je tape du pied et je dis : « Tu veux un bonbon tout de suite », « Tu as vraiment envie d'un bonbon et ça t'énerve parce que maman te dit non », « Toi, tu n'en as rien à faire que ce soit bientôt le dîner, tu veux un bonbon tout de suite », « Les bonbons c'est trop bon et toi tu en veux un ». Je remarque que le seul fait de se sentir entendu satisfait une grande partie de son envie et il est alors plus prêt à lâcher prise. Parfois nous allons même jusqu'à manger des bonbons imaginaires. Nous inventons les meilleurs bonbons de la terre !

Utiliser l'imaginaire pour signifier à notre enfant que nous avons bien compris son désir, c'est l'autoriser à avoir des rêves et des désirs, c'est lui dire : « Je ne peux pas réaliser ton désir maintenant et en même temps je trouve que ton désir est valable. » Utiliser l'imaginaire ne veut pas forcément dire se raconter des histoires de bonbon magique. Vous imaginez bien qu'avec un ado, cela ne fonctionne pas. Lorsque celui-ci nous parle de sa frustration de ne pas pouvoir être libre de ses déplacements, nous pouvons lui répondre par des phrases du type : « Tu es frustré de ne pas pouvoir te déplacer librement. Tu aimerais vraiment pouvoir aller où bon te semble quand tu le souhaites. Cela serait vraiment chouette s'il n'y avait pas toutes ces histoires de permis de conduire et d'argent pour acheter un deux-roues. Cela serait super si l'on pouvait inventer un deux-roues sans danger. » Nous savons bien que nous ne pouvons pas réaliser tous nos désirs, pourtant se sentir entendu et respecté quand nous les exprimons, c'est un premier pas pour nous aider à gérer la frustration. D'ailleurs, parfois, nous avons moins besoin que nos désirs soient réalisés que de les savoir entendus, car nos désirs parlent de nous et de nos aspirations.

Rappel

Quand la situation dérive et que la crise est là, nous pouvons faire appel aux « trucs » suivants pour ne pas perdre pied :

- **respirer et parler tout bas ;**
- **chanter ;**
- **s'asseoir par terre ;**
- **faire une pause pipi (même si vous n'en avez pas besoin) ;**
- **faire le miroir.**

Nous venons d'explorer quelques pistes pour nous aider à gérer la crise. Moi, Florence, lorsque j'anime des groupes de parents, souvent ils me disent : « Oui, c'est sûr, ça doit marcher mais il faut être en forme et disponible pour cela, or dans la course de la semaine, ce n'est pas évident. » C'est vrai, faire attention à sa manière de communiquer sans râler au sein de ma famille, c'est exigeant. Cela demande des efforts, ce n'est pas naturel ou plutôt cela demande de se créer une nouvelle nature ! Il est donc important de prendre soin de nous en tant que parent, en tant que personne. Prendre soin de soi est un bon moyen d'avoir les ressources nécessaires pour prendre soin des autres.

CHAPITRE 9 Quelques trucs à faire dès maintenant pour prendre soin de soi

C'est important de prendre soin de soi et de faire ce qui nous fait du bien ou nous fait plaisir, car si nous ne le faisons pas nous-mêmes, personne ne le fera pour nous !

Donner la priorité au sommeil

C'est un principe de base : si je veux me trouver en forme et pouvoir puiser dans mes ressources pendant la journée, il faut que je dorme. Le problème, c'est que les enfants nous accaparent tellement que nous avons parfois l'impression de commencer à vivre quand ils sont couchés. Alors nous nous lançons dans toutes sortes d'activités : film, zapping, ordi, ménage, repassage, etc., et tout ça à 21 heures. Nous croyons que notre vie commence lorsqu'enfin nous pouvons faire des choses sans être dérangés. Quand nos enfants sont petits, et même parfois quand ils sont plus grands, notre vie ressemble parfois à un « boulot-marmot-dodo », alors nous essayons de préserver quelques heures de « temps d'adulte » pour croire que nous n'avons pas tout sacrifié à notre famille. Le problème, c'est que lorsque nous ne dormons pas assez, la fatigue nous amène à subir la journée du lendemain. Nous sommes plus facilement irritables et impatients et nous nous retrouvons à ne pas réussir à être le parent, l'homme ou la femme et le conjoint que nous voulons être. Alors franchement, oui, nous avons grappillé quelques heures, mais nous ne gagnons pas au change. Arrêtons de croire que nous n'avons pas de vie quand nous nous couchons tôt car, au final, c'est quand nous manquons de sommeil que nous passons à côté de notre vie.

Prévoir une virée (seul(e) ou en couple) tous les 90 jours pour se ressourcer

Brendon Burchard, dans son livre *The Charge* (voir notre bibliographie, p. 218), parle entre autres de l'importance de se lancer des challenges pour vivre sa vie pleinement. Pas étonnant alors que moi, Christine, j'adhère tellement à ce qu'il écrit ! Après le challenge d'arrêter de râler pendant 21 jours consécutifs, je me suis en effet lancée le challenge de boire un jus de légumes tous les matins au petit-déjeuner pendant 21 jours, ensuite j'ai fait 21 jours en robes (www.21daysindresses.com) et récemment 21 jours pour célébrer.

Brendon Burchard évoque dans son livre un challenge qui a retenu toute mon attention : le « *90 days gateway challenge* » (qui est sur ma liste de challenges pour l'année à venir !). Ce challenge consiste à prévoir une escapade, seule ou en couple, tous les 90 jours pour se ressourcer. Quand j'ai lu cela, mon cœur s'est mis à chanter ! Tous les 90 jours, prendre un temps pour soi pour se ressourcer (le mariage de la cousine dans le sud du pays ne compte pas comme une escapade) ! Une virée d'une journée, d'un week-end ou d'une semaine (sans les enfants évidemment) pour décrocher du quotidien, oublier son téléphone et ses e-mails, et prendre du temps pour soi, du temps pour faire des choses nouvelles et différentes (découvrir une nouvelle ville, commencer un nouveau livre, une nouvelle activité, faire une retraite spirituelle ou un coaching, etc.). Quelles belles perspectives !

À vous !

Prenez rendez-vous avec votre conjoint pour lui parler de ce concept du « *90 days gateway challenge* ».

Puis posez-vous la question : que feriez-vous (seul ou en couple) si vous pouviez partir un ou plusieurs jours pour vous ressourcer ?

Listez ici toutes les choses qui vous feraient du bien, vous apporteraient de la sérénité et contribueraient à votre épanouissement.

Attention de ne pas vous censurer, notez ici toutes les idées qui font chanter votre cœur !

....

....

....

Regardez vos agendas et fixez pour chacun la date de vos quatre escapades dans les douze mois à venir (une tous les trois mois).

Envisagez ensemble la logistique (budget, garde des enfants, etc.) à mettre en place pour que ces projets deviennent réels (si besoin créez une cagnotte spéciale « *90 days gateway challenge* » pour aider au financement de vos projets).

ON NOUS A DIT

J'ARRÊTE DE RÂLER SUR MES ENFANTS (ET MON CONJOINT)

« Quand je sens que rien ne va plus, que la fatigue a pris le dessus, et quand je peux, je me fais un break de trois jours à Paris. Sans rendez-vous, pro ou perso, je prends du temps pour moi. Expositions, balades, je me ressource en faisant ce que j'aime, en allant voir de belles choses, en me promenant dans une ville que j'adore. Cela m'apaise l'esprit de ne plus penser à l'organisation au quotidien. J'ai la chance d'avoir un mari présent, qui prend le relais, et qui me dit que je suis beaucoup mieux en rentrant... et même qu'il faudrait que je le fasse plus souvent ! ;-) Je fais cela deux fois par an, mais une fois par trimestre pourrait être encore mieux ! »

Emmanuelle, maman de trois enfants

Se donner la permission de faire ce qui nous fait du bien

Voici un des trucs les plus importants de ce challenge. En tant que parents, nous avons tellement pris l'habitude de nous sacrifier, de faire passer nos besoins et nos envies après les besoins de nos enfants et de notre couple, que si nous voulons réussir à arrêter de râler, il va falloir que ça change ! Nous donnons, donnons, donnons aux autres et, quand il est temps de se donner à soi-même, nous nous retrouvons face à tout un tas de limites. Nous n'osons pas. Nous nous disons : « Cela va déranger les autres, ce n'est pas raisonnable. » Il y a tellement d'autres choses urgentes à faire que nous oublions cette chose si importante qui est de prendre soin de soi. À vouloir préserver les autres et souvent coincés dans notre sens du raisonnable et notre *to do list*, nous ne nous donnons pas la permission de faire ce qui nous rendrait heureux (il ne faut pas s'étonner après que nous ayons de la rancœur et que nous râlions après les autres !).

Moi, Christine, je crois du fond de mes tripes que ce n'est pas à votre enfant de vous rendre heureux, ce n'est même pas à votre conjoint de vous rendre heureux (faisons tomber le mythe du prince charmant et de la princesse). Libérons les autres de cette pression de nous rendre heureux. D'ailleurs, franchement, je trouve que c'est une responsabilité beaucoup trop grande et injuste, surtout que les autres ne peuvent pas lire dans nos pensées ! C'est à nous-mêmes de nous rendre heureux, et le rôle de notre famille est de nous soutenir. De même, c'est à votre conjoint de faire ce dont il a besoin pour être heureux et à vous de le ou la soutenir.

Imaginez un peu à quel point cet état d'esprit peut transformer votre vie de famille !

Ce n'est pas une chose facile de prendre soin de soi car ce n'est pas forcément quelque chose que nous avons appris en grandissant nous-mêmes. Souvent, dans nos familles, quand nous étions enfants, parler de soi et de ce dont nous avions envie n'était pas acceptable car c'était considéré comme égocentrique ou capricieux (« tu ne penses qu'à toi », « tu n'es pas le centre du monde »). Nous avons aussi peut-être grandi avec l'idée que la vie est faite de sacrifices, de limites et d'efforts, alors quand nous pensons à nous amuser ou à nous faire du bien, nous culpabilisons.

Nous avons peut-être aussi tendance à douter de notre propre valeur et à penser que prendre soin de nous va coûter cher, et que nous aurons besoin de cet argent pour des choses plus importantes comme les courses, les habits ou les activités des enfants. « L'argent ne pousse pas sur les arbres », c'est bien connu ! C'est toujours amusant de voir le budget que les parents sont prêts à dépenser pour leurs enfants, et la douleur à laquelle ils sont confrontés quand il s'agit d'investir pour leur bien-être.

Que ce soit la reprise de vos études, le passage de votre permis moto ou bateau, votre inscription à un cours de tango ou de salsa (ou de NIA, la danse préférée de Christine !), votre désir de vous faire accompagner par un coach, votre inscription à un séminaire ou à une retraite qui va vous faire du bien, ou tout simplement la permission que vous vous donnez d'aller passer l'après-midi à lire un bon livre dans le salon de thé d'un petit hôtel de charme (ou de luxe) de votre ville (plutôt que de faire le ménage ou de répondre à vos e-mails !)... C'est à vous de vous créer une vie qui vous rende heureux et épanoui !

Si je prends soin de moi, je suis alors plus apte et plus disposé à aider mon entourage à prendre soin de lui. Et c'est un cercle vertueux car, à son tour, mon entourage pourra me soutenir encore plus.

Souvent nous râlons car notre réservoir est vide. Nous nous sentons usés ! Et nous avons besoin de nous ressourcer ! Nous avons besoin de sentir que notre vie est belle. Prendre le temps d'identifier ce qui nous rendrait heureux et avancer nous-mêmes sur ce projet, c'est se faire un cadeau, c'est faire un cadeau à notre famille. Et faire des cadeaux n'a rien d'égoïste !

Prendre soin de soi, c'est veiller à mettre plus de bons moments dans notre quotidien.

À vous !

Quels sont les bons moments que vous avez envie de créer dans votre vie ?

– Un temps sportif, où vous êtes connecté à votre corps ?

– Un temps de balade en nature où vous pouvez vous ressourcer ?

– Un temps où vous pouvez être soutenu par un professionnel (coach, thérapeute) ?

– Un temps où vous apprenez de nouvelles choses et où vous vous sentez grandir ?

– Un temps de complicité avec votre conjoint où vous pouvez être vous-même ?
– Un temps de jeu avec vos enfants où vous pouvez rire ensemble ?
– Un temps de détente dans un bain chaud, ou avec un bon livre ?
– Un temps pour jouer et s'éclater (à moto, en 4 x 4, en bateau, en surf, à skis...) ?
Comment et quand certaines de ces choses peuvent-elles devenir votre réalité ? La semaine prochaine ? Lors de votre prochaine escapade (voir p. 198) ?
Notez ici ce que vous avez envie de faire rentrer dans votre vie et faites de la place dans votre agenda !

Choisir de vivre une vie de famille imparfaite

Nous avons vu précédemment que ce qui pouvait nous faire râler, c'est la pression que nous nous mettons sur les épaules pour ressembler à la « famille Ricoré® » : une belle maison, des enfants tout beaux, tout propres et souriants, des parents joyeux et de bonne humeur dès le matin, etc. Disons-le une bonne fois pour toutes, cette famille n'existe pas ! En fait, nous le savons bien, pourtant une petite voix nous met trop souvent la pression lorsque le matin notre fille part à l'école les cheveux en pétard ou lorsque notre maison ressemble plus à un champ de bataille qu'à un catalogue de déco. Cette petite voix nous dit : « Que vont penser les autres ? », sous-entendu : « Vais-je garder mon statut de bon parent ? Vais-je continuer à être considéré comme une personne qui gère bien sa vie de famille, sa vie pro, et la logistique de maison ? » Toutes ces questions nous parlent de la pression que nous nous mettons nous-mêmes à vouloir donner l'image d'une famille parfaite.

Témoignage de Florence

« Dans un monde idéal, j'aimerais que mes enfants puissent toujours être élégants et propres. J'ai croisé l'autre jour une maman avec quatre filles impeccables. Habits propres, chaussures cirées, tenues coordonnées et cheveux peignés et coiffés. Je ne vous cache pas que cela m'a mis la pression. Surtout quand mes filles sont arrivées, habillées avec un style approximatif, et les cheveux en bataille. J'ai pensé que cette maman allait trouver que j'étais une maman négligente. Puis je me suis rappelé tous les choix que j'avais faits pour ma famille. Lors d'une réunion de soutien à l'allaitement, j'avais entendu une phrase qui ressemblait à cela : "Votre cuisine ne vous dira jamais merci de l'avoir lavée." Oui j'avais fait le choix de moins m'attacher à la forme qu'au fond, de moins m'attacher au rangement de ma maison, au look de mes enfants et de mettre mon attention à la construction de la relation avec chacun d'eux. Bien évidemment je ne pense pas que la maman que j'avais croisée n'ait pas une bonne relation avec ses filles, mais pour moi veiller à ce que chacun soit bien habillé et coiffé me demande trop d'énergie ou, en tout cas, me prend l'énergie que je souhaite consacrer à la construction de la relation avec mes enfants. Alors j'ai observé quels étaient mes seuils de tolérance : deux douches par semaine, partir à l'école avec des habits propres le lundi et le jeudi, laisser les enfants choisir leurs vêtements sans me soucier du look. Certains seront peut-être choqués par mes choix, c'est vrai qu'ils font de ma famille une famille imparfaite. C'est pourtant les choix que j'ai faits pour avoir du temps et de l'énergie pour ce qui me tient le plus à cœur : construire ma relation avec mes enfants. »

Autorisons-nous à lâcher cette (horrible) idée de famille parfaite pour une vie de famille comme elle est : une vie pleinement imparfaite, plutôt que constamment en quête de perfection subie. Offrons-nous la famille de la douceur et de la bienveillance, en regardant ce qui ne va déjà pas si mal chez nous. Rappelons-nous quels sont les choix et les valeurs qui guident notre vie de famille et qui la rendent si merveilleusement imparfaite, si unique.

S'entourer de familles qui nous ressemblent

Nous avons vu que le regard de l'autre pouvait influencer nos réactions. Nous râlons souvent sur nos enfants car nous avons l'impression que c'est ce que la belle-mère, la voisine ou la cliente du supermarché attendent de nous : que nous redressions la barre concernant le comportement de nos enfants ; et nous avons à cœur de leur montrer que nous ne sommes pas dépassés par la situation.

En même temps, quand nous nous retrouvons entourés de familles qui ne fonctionnent pas comme nous, nous arrivons à douter de nos choix et à remettre en question l'éducation, de toute façon « imparfaite » que nous choisissons de donner à nos enfants. Alors comme nous doutons, nous devenons fragiles et nous râlons !

Si nous sommes invités à dîner chez des gens qui ont une maison impeccable, la pression est à son comble. Nous avons l'impression qu'ils savent tellement mieux gérer que nous !

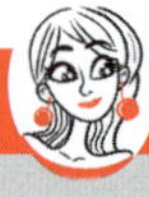

Témoignage de Christine

« Je dis toujours merci quand je suis invitée chez une amie qui me reçoit dans une maison en bazar ! Je lui dis merci car elle me fait un cadeau de voir la réalité de sa vie (et ainsi m'empêcher de culpabiliser), et surtout elle me donne la permission de la recevoir, à mon tour, dans la simplicité de mon bazar ! »

Si nous avons choisi de vacciner nos enfants et que nous sommes entourés de personnes qui disent que les vaccins sont dangereux, ce n'est pas toujours simple. Si nous allaitons un enfant de dix-huit mois et que toutes nos amies ne jurent que par le biberon, ce n'est pas simple non plus. Si nous choisissons le « cododo » (ou inversement nous pensons qu'un enfant dort mieux dans son propre lit) et que tout le monde autour de nous nous prend pour des fous, ce n'est pas évident à assumer non plus !

Nous avons tous choisi un certain style de vie de famille, et nous pouvons aussi choisir des amis qui fonctionnent comme nous ou au moins qui ont des modes de fonctionnement qui ne remettent pas en cause les choix (imparfaits) que nous avons faits. Il ne s'agit pas ici de s'isoler de la diversité du monde, c'est d'ailleurs souvent très riche de voir des gens fonctionner autrement : on apprend, on sort de notre zone de confort et on s'ouvre l'esprit ! Cela fait grandir.

Mais il nous semble tout de même important de nous assurer que nous avons autour de nous des familles « comme nous ». Des familles chez qui nous pouvons aller sans complexes et où tout le monde peut être lui-même (y compris nos enfants !) sans pression supplémentaire. Nous pouvons choisir d'un peu moins fréquenter les personnes qui, sans s'en rendre compte, nous mettent la pression car elles ne se rendent pas compte que notre famille peut avoir envie de fonctionner autrement.

Se fier à son intuition profonde

Dans l'éducation de nos enfants, certaines choses sont claires pour nous et faciles à transmettre. Nous agissons sans trop nous poser de question, cela ne nous demande pas ou peu d'efforts. D'ailleurs, nos messages et nos consignes semblent parfaitement passer auprès de nos enfants : que ce soit agréable ou non, ils acceptent nos demandes sans trop ronchonner. Ce sont toutes les fois où nous sommes sûrs de nous, où nous sommes « droits dans nos bottes », où nous avons la conviction d'être à notre juste place.

Et puis, il y a toutes les autres fois, celles où nous nous disons : « Quelle est la bonne posture ? Que dois-je dire ou faire ? », Ce sont toutes les situations où nous doutons de la justesse de nos principes et de nos routines

Moi, Florence, j'ai remarqué que dans ce genre de situations, chaque fois que j'arrive à me connecter à mon intuition profonde, je trouve une réponse qui me convient. Oui, nos enfants ont besoin de constance. Ils ont besoin que les règles générales de la vie de famille ne changent pas toutes les cinq minutes. Mais ils ont aussi besoin de cohérence. Pour moi, cela veut dire qu'ils ont besoin que notre discours vibre avec nos convictions profondes et notre intuition du moment. Parfois nous sentons au fond de nous que, aujourd'hui, cet enfant aurait besoin que cela soit différent, mais nous n'osons pas changer d'attitude de peur de renier nos principes et de ne pas arriver à reprendre le contrôle.

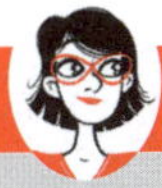

Témoignage de Florence

« Chez nous les enfants dorment dans leur chambre, et j'aime avoir mon espace personnel qui est ma chambre. Pourtant, certains soirs, il m'est arrivé de sentir au fond de moi qu'un de nos enfants avait besoin de venir dormir près de nous. Et en même temps je me disais : "Si je le laisse venir, il ne voudra pas retourner dans sa chambre demain, et si je le laisse venir, les autres enfants voudront venir aussi." En me connectant à mon intuition, j'ai pu avoir la certitude que c'était bon pour lui et que je pouvais le faire en toute sérénité. »

Résister à son intuition profonde n'est pas confortable, c'est comme être assis entre deux chaises. La chaise de « ce que je pense devoir faire » où parfois reposent mes peurs, et la chaise de « ce qu'au fond de moi j'aimerais faire ». Prendre soin d'écouter son intuition, c'est prendre soin de soi car nous agissons de manière cohérente, et cela est confortable.

Il est également primordial de se fier à son intuition profonde lorsque notre enfant vient bousculer nos valeurs.

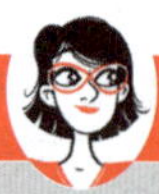

Témoignage de Florence

« Un jour mon fils me réclame un nouveau jeu vidéo que tous ses copains avaient, et moi je trouvais que ce jeu était trop violent (voir mon témoignage p. 24). En même temps, je me demandais si je n'étais pas à côté de la plaque vu que d'autres parents faisaient le choix de l'acheter pour leur enfant. Je me suis alors connectée à mon intuition profonde et j'ai ressenti que non, vraiment, je ne voulais pas de jeu comme cela dans ma maison. J'ai pu le dire à mon fils, il n'était pas content de ma réponse, mais j'étais sûre de moi et cohérente entre ma parole et ma pensée. J'étais convaincue que c'était bon pour lui de me voir avec une telle attitude, même s'il n'aimait pas ma réponse. »

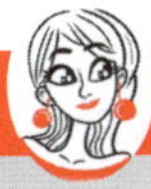

Témoignage de Christine

« J'ai vécu quasi la même situation avec ma fille de 12 ans qui venait d'achever la lecture du livre *The hunger game* (une histoire de science-fiction très bien écrite où des enfants sont obligés de s'entre-tuer pour survivre à un grand jeu qu'ils sont forcés de jouer). Elle me suppliait d'aller voir le film que tous ses copains avaient vu. Je me sentais mal à l'aise de lui interdire de voir un film dont tout le monde parlait à la récréation, un film dont elle avait dévoré le livre et dont elle connaissait déjà l'histoire. Mais j'avais personnellement vu le film et j'avais été profondément mal à l'aise, même si je reconnaissais la performance du montage et du récit. Pourtant, au fond de moi, je ne pouvais pas envisager que ma fille le voie. Au final, j'ai dit à ma fille : "Ma décision est imparfaite, je sais que tu connais l'histoire, je sais que tes amis ont vu ce film, mais c'est au-delà de mes forces. Je suis très dérangée par le fait que ce genre d'histoire existe et je ne souhaite pas que tu voies ce film. J'essaie d'être la meilleure maman possible pour toi et parfois c'est dur de savoir quel est le bon choix, mais là je laisse mon intuition me guider." En prononçant ces mots, j'étais tellement en phase avec mon cœur et mon intuition que ma fille a compris mon raisonnement et elle a accepté ma décision sans résistance. »

Se fier à son intuition profonde permet d'éviter le dialogue incessant qui nous envahit lorsque nous ne sommes plus sûrs de nous. Se fier à ses intuitions, observer comment nos questionnements vibrent avec nos valeurs, c'est prendre soin de soi car nous vivons nos choix avec de la sérénité et du confort.

En couple, prendre le temps du dialogue pour faire des choix de partenaires

Si nous avons trop souvent l'impression d'être coincés et tendus dans notre quotidien, c'est qu'il est grand temps de dialoguer en couple…

Au sujet de la logistique familiale

Nous avons vu en début de livre qu'une des choses qui nous faisaient râler le plus (voir p. 30), c'était la peur de devoir jouer à vie un rôle que nous n'avions pas vraiment choisi : le rôle de celui qui fait les repas, les courses, le rôle de celui qui sort les poubelles, le rôle de celui qui fait les lessives, le repassage, etc. Pour remédier efficacement à cela, nous pouvons, ensemble, lister toutes les choses à faire en termes de logistique pour que la maisonnée « fonctionne » : les courses, les repas, le ménage, le linge, le rangement, le jardinage, les devoirs des enfants, etc. Dans un premier temps, nous allons pouvoir nous rendre compte que nous n'avons pas les mêmes besoins en termes d'ordre, de diététique ou de repassage. Ensuite chacun pourra trouver dans cette liste les choses qu'il aime bien faire ou qui ont tellement de sens qu'elles sont faciles à réaliser pour lui. Chacun pourra alors s'attribuer ces tâches. Pour celles qui restent, il faudra dialoguer et trouver des accords qui conviennent à chacun : accepter certaines tâches, organiser une rotation…

Il est important de prendre conscience que se répartir les tâches, c'est être ouvert à la possibilité qu'elles ne soient pas toutes faites à notre manière. Si mon conjoint est en charge d'une tâche et qu'il ne la fait pas comme moi j'ai l'habitude de la faire, il est dans notre intérêt de valoriser ce qui a été fait (« arroser » ce qui va bien) pour le faire grandir (car finalement qu'est-ce qui nous semble le plus important, la manière de ranger la vaisselle ou la qualité de la relation avec l'autre ?).

Vivre à deux n'est pas facile et gérer une famille encore moins. Il semble important d'aller au-devant des frustrations et des râleries en osant un dialogue en vérité sur les petites choses de tous les jours, qui prennent tant de place dans notre quotidien.

Au sujet des petits nuages qui s'installent dans notre relation

Parfois, dans le couple, nous vivons des petites tensions. Rien de bien grave, rien d'extraordinaire, et nous pouvons croire que ce n'est même pas la peine d'en parler. Pourtant, ces petites tensions sont comme des petits nuages plus ou moins chargés qui s'accumulent dans le ciel de notre relation et qui, petit à petit, vont nous cacher le soleil de notre amour. C'est au nom de cet amour, de ce projet de vie que nous avons en commun, qu'il est important d'oser un dialogue véritable (pas toujours facile). Un dialogue où nous parlons de nous en message « je », un dialogue où nous prenons le temps d'écouter l'autre sans jugement.

Aller à la rencontre de l'autre dans le dialogue, c'est cultiver notre lien, enlever les nœuds et renforcer notre relation en découvrant le point de vue de l'autre que nous n'aurions pas imaginé.

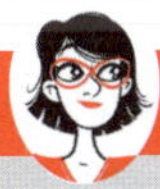

Témoignage de Florence

« Je me souviens d'une veille de départ en vacances. Mon conjoint chargeait la voiture avec le bazar de toute la famille (je suis sûre que vous voyez de quoi je parle !). Voulant être une partenaire sympa, je suis allée l'aider en installant directement dans la voiture nos bagages plutôt que de les laisser au sol près de la voiture. Et plus j'agissais, plus je le sentais tendu et nerveux. Il m'a finalement fait comprendre que je le dérangeais plus qu'autre chose. Je suis d'abord partie dans mon coin pour râler. "Eh bien voilà, je vais pour l'aider et il m'envoie bouler. Merci. On ne m'y reprendra plus." Puis voyant comment ma volonté de soutien finissait par me rendre acariâtre (contre moi-même, contre lui, contre nos enfants), je suis allée le voir : "Quand je suis venue charger la voiture pour t'aider, j'ai bien vu que cela ne te convenait pas. Pourrais-tu me dire comment tu as vécu cette situation ?" Il m'a alors raconté son besoin de pouvoir gérer seul le chargement, la manière dont il avait vécu comme une intrusion ma façon de mettre les bagages directement dans la voiture. À situation identique, nous avions vécu des émotions diamétralement opposées. Connaître ses sentiments m'a permis de comprendre et d'accepter son comportement. »

Se donner des rendez-vous

Aller à la rencontre de l'autre lorsqu'il y a des tensions entre nous n'est pas facile. Il peut être utile de se fixer des rendez-vous hebdomadaires pour faire le point (rendez-vous sur le canapé avec une tisane ou un verre de vin tous les jeudis soir quand les enfants sont couchés par exemple). À la manière du temps de gym que nous nous offrons pour prendre soin de notre corps et de notre santé, nous pouvons nous offrir des temps de dialogues véritables pour prendre soin de notre relation. Plutôt que de « tomber » sur l'autre avec notre besoin de dialogue immédiat, nous pouvons lui donner rendez-vous afin que chacun se trouve dans un état propice au dialogue. Nos rendez-vous ne sont pas des espaces de règlements de comptes. Ils sont là pour se rendre disponible à l'écoute et à l'expression de soi. Ces rendez-vous sont aussi des moments pour parler de nos projets communs, de nos petits bonheurs du moment. Pour certains, cette idée de rendez-vous va paraître manquer de spontanéité et nous éloigner de la fraîcheur de nos amours débutantes. Mais regardons les choses en face, dans notre quotidien, les moments où nous nous retrouvons disponibles tous les deux au même instant sont rares. Et laisser notre relation se faire envahir de nuages, c'est aussi manquer de fraîcheur !

« C'est celui qui fait qui a raison... »

Prendre soin de soi, c'est aussi faire un deal avec notre conjoint pour que chacun puisse vraiment avoir sa place dans l'éducation des enfants. Ainsi, chacun peut se sentir plus libre d'être lui-même et respecté.

Nous râlons souvent après la manière dont notre conjoint gère la situation avec notre enfant. Il fait les choses d'une certaine façon et, nous, nous aurions fait autrement, et cela nous agace (beaucoup parfois !). La réalité est que chacun réagit avec ses valeurs, son histoire, forcément différentes des nôtres. Et ce qui semble normal pour lui va nous apparaître inacceptable. Nous y verrons de la négligence, de l'agressivité, un manque de fermeté ou trop de fermeté...

Nous voudrions qu'il réagisse comme nous, aussi parce que nous avons envie que notre enfant puisse compter sur la même réaction, la même attitude dans le comportement de ses deux parents. Nous pensons que notre enfant a besoin de cohérence dans son éducation et nous pensons que cette cohérence passe par un mode d'éducation identique de la part de son père et de sa mère.

Pourtant, la réalité est que nous sommes deux personnes vraiment différentes. Accepter le fait que, malgré sa différence (et ses imperfections), l'autre est aussi légitime que moi dans l'éducation de nos enfants est un pas vers plus de sérénité et de bien-être.

Ça peut être un vrai tournant de comprendre que ma relation avec mon enfant m'appartient, et que sa relation avec son enfant lui appartient, chacun fait avec ce qu'il est. Quand nous faisons ce deal avec notre conjoint, nous pouvons évidemment toujours dialoguer sur nos différences, mais nous ne pouvons plus prétendre que notre manière de faire est la bonne.

Nous avons tout intérêt à lâcher prise sur ces attentes et à bien comprendre que, puisque nous sommes différents, pourquoi ne pas prendre appui sur nos différences pour apporter une éducation riche à nos enfants.

Rappel

Prendre soin de soi est un principe de base sur lequel s'appuyer quand on veut arrêter de râler. Pour y arriver, souvenons-nous de ces quelques « trucs » :

- **donner la priorité au sommeil ;**
- **se donner la permission d'une virée (seul ou en couple) tous les 90 jours pour se ressourcer ;**
- **se donner la permission de faire ce qui nous fait du bien ;**
- **choisir de vivre une vie de famille imparfaite ;**
- **s'entourer de familles qui nous ressemblent ;**
- **dans le doute, se fier à son intuition ;**
- **en couple, prendre le temps du dialogue pour faire des choix de partenaires ;**
- **« C'est celui qui fait qui a raison... ».**

Conclusion

Voilà, le livre est fini et maintenant le challenge est entre vos mains.

Nous voulons vous dire que si vous choisissez de faire ce challenge, il est important que vous le fassiez d'abord pour vous, non pas parce que vous culpabilisez de râler sur votre enfant ou votre conjoint, mais plutôt parce que vous aspirez à vivre autrement, et que vous savez du fond de votre cœur que votre vie sera vraiment mieux si vous arrivez à vous sevrer de cette habitude qui vous pollue.

Souvenez-vous que ce challenge est d'abord votre challenge, et que si vous le faites, vous ne pouvez pas pour autant forcer vos enfants et votre conjoint à le faire avec vous s'ils n'en ont pas envie. En revanche, nous vous encourageons à en profiter pour organiser un petit apéritif de célébration pour annoncer le début de votre challenge et leur demander de vous soutenir. Demandez-leur d'encourager vos efforts plutôt que de pointer du doigt les fois où vous râlez encore. Demandez-leur d'être vos alliés et non pas des « policiers ».

Sachez que ce challenge est une belle aventure, et que vous allez sûrement avoir des hauts et des bas, des envies de célébrer et des envies de tout laisser tomber, des jours où vous trouverez que ce challenge est une révolution et des jours où vous vous demanderez si cela vaut vraiment le coup !

Vous allez aussi avoir des personnes autour de vous qui vont vous encourager, et d'autres qui remettront en question le bien-fondé de vos efforts. Ne cherchez pas à avoir raison. Si vous avez des râleurs autour de vous, retenez votre jugement et ne cherchez pas à les faire changer. La plus belle chose que vous pouvez faire pour vous et pour les autres est d'avancer sur votre chemin, d'arriver jusqu'aux 21 jours pour vous créer une nouvelle nature et transformer l'expérience de votre vie. Vous aurez alors plus de sérénité, de joie et de paix et les autres, en vous observant, seront « inspirés ».

« Soyez la lumière que vous voulez voir dans ce monde », c'est ce que nous vous souhaitons du fond du cœur !

Bibliographie

Ouvrages

- **Autres livres de Christine Lewicki :**

J'arrête de râler !, Eyrolles, 2011

Le Carnet d'exercices – J'arrête de râler !, Eyrolles, 2012

- **À propos de comment arrêter de râler :**

Will Bowen, *A complaint free world*, Harmony, 2007

Edwene Gaines, *The four spirituals laws of prosperity*, Rodale Books, 2005

- **À propos de la bienveillance en famille :**

Myla et Jon Kabat-Zinn, *À chaque jour ses prodiges*, Arènes Éditions, 2012

- **À propos de l'importance d'avoir le mot juste :**

Don Miguel Ruiz, *Les Quatre Accords toltèques : la voie de la liberté personnelle*, Jouvence, 2005

- **À propos de la communication en famille :**

Fitzhugh Dodson, *Aimer sans tout permettre*, Marabout, 2007

Adèle Faber et Elaine Mazlich, *Parlez pour que les enfants écoutent, écouter pour qu'ils parlent*, Éditions du Phare, 2011

Adèle Faber et Elaine Mazlich, *Parents épanouis, enfants épanouis*, Éditions Relations Plus, 2001

Adèle Faber et Elaine Mazlich, *Jalousie et rivalité entre frères et sœurs*, Stock, 1989

Isabelle Filiozat, *J'ai tout essayé !*, J.-C. Lattès, 2011

Isabelle Filiozat, *Il n'y a pas de parents parfaits*, Marabout, 2009

Isabelle Filiozat, *Que se passe-t-il en moi ?*, Marabout, 2006

Dr Haim Ginott, *Between parent and child*, Éditions Three Rivers Press, 2003

Thomas Gordon, *Parents efficaces*, Marabout, 2013

Marshall Rosenberg, *Les mots sont des fenêtres (ou bien ce sont des murs)*, Jouvence, 2012

Ann Van Stappen, *Petit Cahier d'exercices de Communication Non Violente*, Jouvence, 2010

- **À propos du réservoir affectif :**

Gary Chapman, *Les Langages de l'amour*, Poche, 2008

Catherine Dumonteil Kremer, *Poser des limites à son enfant et le respecter*, Jouvence, 2004

- **À propos de l'organisation de la maison :**

Marla Cilley (alias FlyLady), *Entretiens avec mon évier, Domestiquez les tâches ménagères*, Éditions l'Instant Présent, 2012

Jeannette Toulemonde, *Le Quotidien avec mon enfant, un environnement adapté aux jeunes enfants*, Éditions L'Instant Présent, 2010

- **À propos du « *90 days gateway challenge* » :**

Brendon Burchard, *The charge, Activating the 10 human drives that make you feel alive*, Free Press, 2012

- **À propos de la Communication Non Violente pour les enfants :**

Vilma Costetti, *Tant de diversité, la même humanité*, Edizioni Esserci, 2008

L'Enfant et la Vie, le magazine des éducateurs et parents chercheurs : www.lenfantetlavie.fr

Sites

- **À propos des étiquettes que nous mettons sur les membres de notre famille :**

http://www.empoweringparents.com/How-Labels-Stick-to-Your-Child.php#ixzz2Dib6ppGT

- **À propos des quatre étapes du challenge :**

« *Four stages for learning any new skill* », théorie développée par Gordon Training International : http://www.gordontraining.com/free-workplace-articles/learning-a-new-skill-is-easier-said-than-done/

- **À propos de la coopération :**

Revue *L'Enfant et la Vie* (http://www.lenfantetlavie.fr/)

- **À propos du partage des tâches ménagères :**

http://www.wmaker.net/maisonenfant/Taches-menageres_a55.html

- **À propos des routines :**

http://www.familieswithpurpose.com/create-daily-routine-family.html

http://www.besthealthmag.ca/embrace-life/home-and-family/the-power-of-routines

- **À propos des tableaux de vision familiale :**

http://www.blisstree.com/2009/10/10/live/the-family-vision-board/#ixzz2EakUcwyH

http://www.learnvest.com/2011/12/how-to-create-a-family-vision-board/

- **À propos de la communication dans le couple :**

http://www.vivre-et-aimer.fr

- **Trouver de l'aide pour prendre soin de notre relation de couple :**

http://www.anccef.fr

Table des matières

DEUXIÈME PARTIE

TROISIÈME PARTIE

✏ Communication aux auteurs

Pour partager vos témoignages sur ce livre, nous vous invitons à poster un commentaire sur le blog http://www.jarretederaler.com

Du même auteur

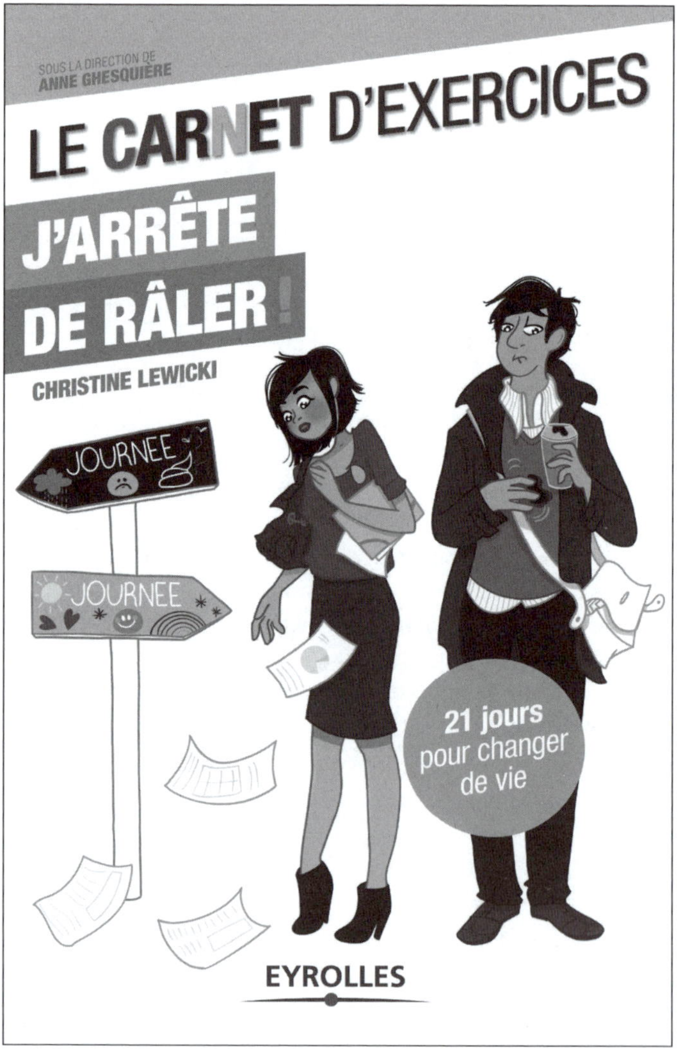

COLLECTION DIRIGÉE PAR
ANNE GHESQUIÈRE

J'ARRÊTE DE RÂLER !

CHRISTINE LEWICKI

« Un livre précieux, un livre nécessaire »

Préface de **Laurent GOUNELLE**

EYROLLES

Dans la même collection

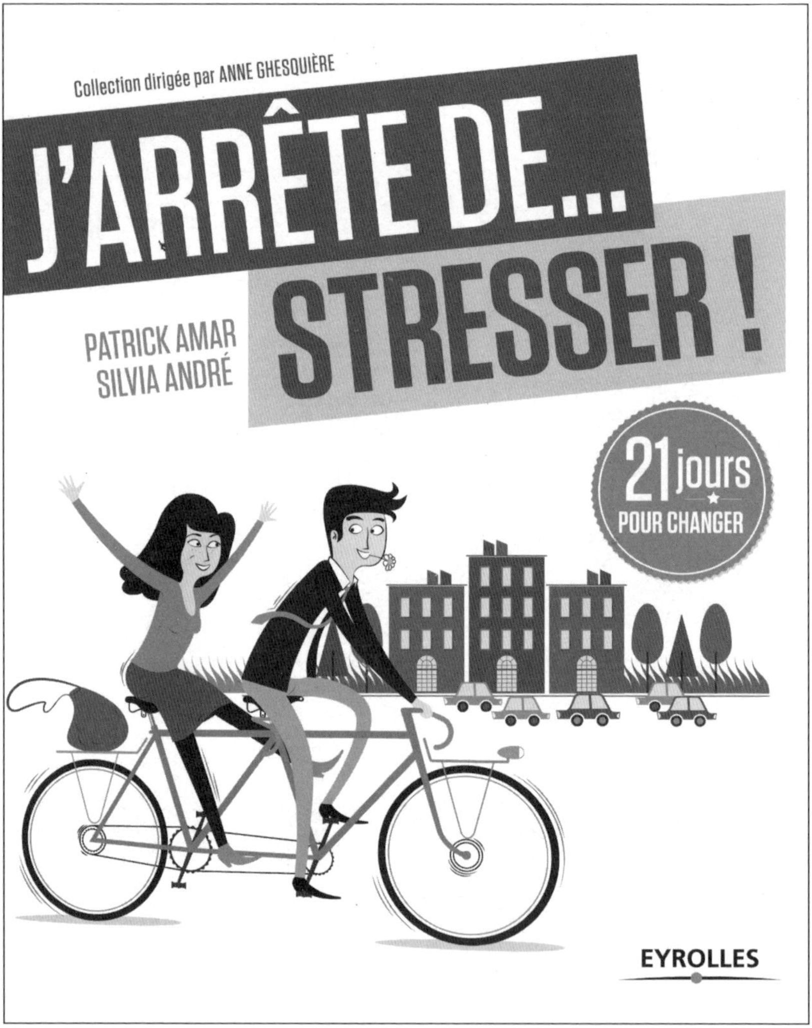

Dépôt légal : octobre 2014 - N° d'éditeur : 4707 - IMPRIMÉ EN FRANCE
Imprimé en septembre 2014 à « La Source d'Or » - 63039 Clermont-Ferrand - Imp. n° 13234

PEFC/10-31-2008

Dans le cadre de sa politique de développement durable, La Source d'Or a été référencée IMPRIM'VERT® par son organisme consulaire de tutelle.
Cet ouvrage est imprimé - pour l'intérieur - sur papier offset 90 g provenant de la gestion durable des forêts, produit par des papetiers dont les usines ont obtenu les certifications environnementales ISO 14001 et E.M.A.S.